SCORPIO

ZUM BUCH

Obwohl wir heute über ausgefeilte Diagnose- und Therapiesysteme verfügen, stoßen Ärzte, die nach allen Regeln der biomedizinischen Kunst chemisch oder physikalisch einzugreifen gelernt haben, immer wieder an ihre Grenzen und mit ihnen das gesamte westliche Medizinsystem. Denn wir brauchen nicht nur reparierende, sondern heilende Behandlungs- und Zuwendungskonzepte, die die Wechselwirkungen zwischen der körperlichen, der geistigen und sozialen Ebene des Menschen berücksichtigen – eine integrale Medizin, die den Menschen in seiner Ganzheit anerkennt und ihn zurück zu seiner Seele finden lässt.

ZUM AUTOR

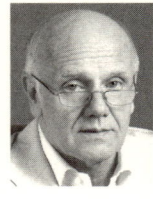 Der Orthopäde Dr. med. Wolfgang Bittscheidt wandte sich nach 25 Jahren ärztlicher Tätigkeit den geistig-energetischen Heilweisen zu. Gemeinsam mit der Heilerin Teresa Schuhl gründete er 2007 die Ärzteakademie für Geistiges Heilen, um die ganzheitliche Arbeitsweise des geistigen Heilens klassischen Schulmedizinern nahe bringen zu können.

Dr. med. Wolfgang Bittscheidt

VOM GEIST
DES HEILENS
DIE RÜCKKEHR
DER GANZHEIT

SCORPIO

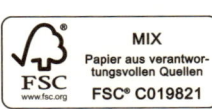

Taschenbucherstausgabe 2016

© 2010 der gebundenen Ausgabe und
© 2016 der Taschenbuchausgabe
Scorpio Verlag GmbH & Co. KG, München
Umschlaggestaltung: Guter Punkt, München
Satz: BuchHaus Robert Gigler, München
Druck und Bindung: Beck, Nördlingen
ISBN 978-3-95803-081-7

www.scorpio-verlag.de

Für Teresa

INHALT

Kapitel 3
Vom Geist des Heilens 82

Kapitel 4
Die Verwandlung 142

Kapitel 5
Auf dem Weg zur Ganzheit   186

PROLOG
MEDIZIN FÜR EINE NEUE ZEIT

In diesem Buch geht es um das Heilen und Heilwerden in unserer Zeit, die in den Augen vieler Astronomen, Astrophysiker und Geophysiker vor einer Wende steht. Es geht um ganzheitliches Heilen – einerseits mit den Möglichkeiten unserer modernen westlichen, überwiegend horizontal aufgebauten Medizinsysteme und anderseits mit den Möglichkeiten, die uns Bewusstsein und Emotionen bieten, um damit auch vertikal zu beeinflussen, was wir unsere Realität nennen. Wir müssen die Medizin der Naturwissenschaft also ergänzen durch eine Medizin, die uns aus der Kraft unseres Bewusstseins erwächst, eine Medizin, die neben unserem Körper auch unseren Geist, unsere Seele und unsere Spiritualität und damit die tiefsten Schichten unseres Selbst einbezieht. Dieses integrale System nenne ich *Medizin der umfassenden Ganzheit.*

Die naturwissenschaftliche Medizin ist, gemessen am Alter der Menschheit, vergleichsweise jung. Das, was wir geistiges Heilen nennen, hat eine viel längere Tradition, die sich jedoch nicht ganz so leicht und eindeutig nachvollziehen lässt, denn aus der Ur- und Frühgeschichte gibt es eben keine schriftlichen Dokumente, und auch noch lange danach wurde eine bestimmte Sorte Wissen nur »von Mund zu

Ohr« übermittelt, sprich: von Lehrer zu Schüler. Der griechische Arzt Hippokrates von Kos (ca. 460–370 vor Christus) soll einer der ersten gewesen sein, die dieses mündlich überlieferte Wissen gesammelt, aufgezeichnet und in einer Ärzteschule weitergegeben haben. Von ihm wird heute oft gesagt, er habe die rein auf naturwissenschaftlichen Erkenntnissen und klinischer Beobachtung basierende Medizin begründet. Doch davon kann man nicht ernsthaft ausgehen – in einer Zeit, in der die Anwesenheit der Götter eine selbstverständliche Tatsache war. Viel wahrscheinlicher ist, dass Hippokrates Arzt (fast schon in unerem modernen Sinne) *und* Heiler (im besten Sinne) war (siehe auch Seite 49ff.). Bezeichnenderweise hatten wir nichts Besseres zu tun, als ihm letzteres rundweg abzusprechen.

Das Wort »heilen« ist mit »heilig« verwandt, und das wiederum impliziert eine hohe Intensität der Berührung mit dem Geistigen – etwas, das keineswegs nur den Frommen oder gar den offiziell heilig Gesprochenen vorbehalten ist. Im Gegenteil: Gegenwärtig entdecken vor allem die Physiker das Heilige für sich. Je tiefer sie in die Welt der kleinsten, subatomaren Teilchen vordringen, die das Universum unabhängig von Zeit und Raum in grenzenloser Freiheit durchqueren, die sich gleichzeitig in Vergangenheit, Gegenwart und Zukunft aufhalten können und zum Teil seit Anbeginn der Schöpfung bestehen, desto plausibler scheint ihnen die Existenz eines Gottes, der allerdings in von uns nicht mehr erfassbaren Dimensionen angesiedelt ist. Gott wird zwar niemals ein Bestandteil unserer weltlichen Wirklichkeit sein, aber genauso sicher ist, dass er als liebende Energie das ganze Universum, die Galaxien, die Planeten und alles Leben bis zu den kleinsten Einzellern durchwebt. Für uns bedeutet das: Wir sind mit jeder Zelle unseres Körpers und mit jeder Faser unserer Seele einbezogen in diese liebende Energie, ob es uns nun bewusst ist oder nicht. Und genau das lässt uns unaufhörlich vom tiefsten Grund unseres Wesens aus nach Heil suchen. Selbst wenn Menschen das Böse wollen, aber in letzter Konsequenz doch das Gute schaffen, werden sie durch die Liebe des Schöpfers wieder heil. Und deshalb trägt alles, was Menschen als Heilkunst ausüben, letztlich zum Heilwerden bei. Heil werden – das bedeutet auch heilig werden, zurückzufinden zu dem Zustand, für den wir von Beginn an angelegt sind.

Wir stehen auf der Schwelle zu einem neuen Zeitalter. Auch in der Medizin erleben wir, wie allmählich eine bessere, weil umfassendere Heilkunst Einzug hält, die sich nicht mehr nur auf die materielle, sondern auch auf die geistig-seelische Ebene des Menschen bezieht. Und es wäre gegen unsere menschliche Natur, die auf Veränderung und Wachstum angelegt ist, die Tür einfach zuzumachen und uns gegen diese neuen Entwicklungen zu sperren. Wie die Ergebnisse der Bewusstseinsforschung und modernste Erkenntnisse über die Arbeitsweise des menschlichen Gehirns zeigen, beruhen all unsere Wahrnehmungen auf bereits vorhandenem Wissen (»Man diagnostiziert nur das, was man kennt«). Würden wir uns also niemals mit etwas Neuem befassen, würden wir uns selbst vom Wachstum ausschließen und stehen bleiben. Wenn wir das nicht wollen, bleibt uns nur die Möglichkeit, unsere Sicht der Welt zu erweitern und uns neue Bereiche der Wahrnehmung und Erfahrung zu erschließen, indem wir uns für neues Wissen öffnen.

KAPITEL 1
SCHÖPFUNG UND
ENTWICKLUNG

Was wir mitbringen und wo wir stehen

Bevor wir uns dem Neuen zuwenden können, geht es zunächst darum, zu den Wurzeln unserer Kultur zurückzukehren und uns darauf zu besinnen, wo Heil-Kunst begonnen hat und wie sie gewachsen ist – von prähistorischer Zeit über die Antike, das Mittelalter, die Neuzeit bis zur Moderne, die jenen Einbruch mit sich brachte, den Ken Wilber, ein bekannter Gesellschaftsphilosoph, für ebenso einschneidend hält wie das Verschwinden der Saurier von der Erde.

Allmählich beginnen wir zu spüren, dass sich die menschliche Existenz in den gewohnten Abläufen nicht mehr trägt, dass unsere materiellen Strukturen ohne das Geistige nicht mehr sind als leere Hüllen. Gleichzeitig gelangen unsere Spitzenwissenschaftler bei der Arbeit in Bereichen, in denen sie zwangsläufig das Geistige berühren, zu einem neuen Verständnis der Welt und des Universums, und es besteht Übereinstimmung darin, dass eine Trennung zwischen Geist und Materie nur in unserer Vorstellung existiert. Max Planck, der Entdecker der Quantenphysik, war nach langjähriger Forschung davon überzeugt, dass hinter der gesamten Schöpfung ein bewusster, intelligenter Geist stehe und dass er der Urgrund aller Materie sei. Und der amerikanische Physiker Robert Jahn hält die Liebe für »die neue Währung« im Universum. Es ist für mich absolut ermutigend, dass so namhafte Forscher diese Wahrheiten formulieren und sie aus den Ergebnissen streng analytisch und wissenschaftlich durchgeführter Forschungen herleiten.

Auf der nächsten Ebene geht es um eine Analyse unserer wissenschaftlich-materialistisch gestützten Diagnose- und Therapiemethoden, die ja bisher weitgehend ohne das auskommen müssen, was jenseits des Materiellen angesiedelt ist, auch wenn wir hier und da körperlich nicht mehr fassbare Strukturen in unsere Betrachtungen einbeziehen. So haben wir zum Beispiel begonnen, die chemische Sprache unserer Gefühlswelt zu entdecken und zu analysieren. Wir können nachweisen, wie Emotionen entstehen und wir können Vorgänge in unserem Gehirn nicht mehr nur mit EEGs, sondern auch mit funktioneller Kernspintomografie darstellen. Die Psycho-Neuro-Immunologie ist entstanden, als man erkannte, dass unsere Psyche das Immunsystem wesentlich mit beeinflusst.

In den 1970er-Jahren entdeckte Fritz-Albert Popp das »Licht in unseren Zellen«, die Bio-Photonen, also Licht als Informationsübermittler aus der subatomaren Welt, die an der Steuerung unserer Zellen Anteil haben. Und das bedeutet bei mehreren hunderttausend chemischen Reaktionen, die pro Minute in jeder Zelle ablaufen, und angesichts der Billionen Zellen, die unseren Körper ausmachen, eine ungeheure Datenflut, die zu bewältigen ist, ein hochkomplexes Steuerungsprogramm.

Das EEG (Elektroenzephalogramm) gehört zu den Routineinstrumenten der neurologischen Diagnostik. Hirntätigkeit erzeugt elektrische Impulse, die an der Schädeloberfläche von Elektroden erfasst werden. Wir können die

Gedankentätigkeit also nachweisen, und es wird nicht mehr lange dauern, bis unsere Ingenieure, Physiker und Neurophysiologen so weit sind, dass sie Gedanken sogar analysieren können. Tatsache ist jedoch, dass man schon jetzt nicht mehr auf das Abgreifen von Impulsen mittels Elektroden von der Haut des Untersuchten angewiesen ist, sondern dass Gleiches über ein ultrasensibles Sender- und Empfängersystem geht, das natürlich auch unabhängig von Entfernung einsetzbar ist. Wir sind schon jetzt über unser Handy an jedem Fleck der Welt zu finden, sofern das Gebiet, in dem wir uns gerade aufhalten, in das weltweite Netz eingebunden ist.

Wir haben auch von elektronischen Kassen gehört, die mit einem »Blick« erfassen, was in unserem Einkaufswagen liegt und den zu zahlenden Betrag in Sekundenbruchteilen von unserer elektronischen Kreditkarte abbuchen, und zwar über einen Chip, den wir bei uns oder in uns tragen, beispielsweise als Info über das verschlüsselte Feld des Personalausweises oder einen gewebefreundlichen Chip, welcher in das Unterhautgewebe implantiert wurde. Sehen Sie, welche Möglichkeiten allein eine Perfektionierung der Enzephalographie eröffnet? Angesichts der momentanen Entwicklungen auf diesem Gebiet ist es gar nicht mehr undenkbar, dass während einer ganz humanen Befragung durch eine entsprechende Behörde auch Ihre Gedanken gelesen werden. Man wird diese Behörde vielleicht Wahrheits- oder Informationsamt nennen. Was ist dagegen der Bruch des Briefgeheimnisses oder das Durchforsten der Festplatten unserer Computer durch staatliche Organe oder kriminelle Organisationen? Wir werden von vorn bis hinten, von oben bis unten und von innen bis außen durchsichtig, analysierbar und damit manipulierbar. Dies stellt eine echte Gefahr dar, auch und vor allem für unsere persönliche Freiheit. Was ist, wenn sich Staatssysteme solche Kenntnisse zunutze machen, die keine ethischen oder moralischen Grundlagen kennen, totalitäre Regime, die ja nur ihren Sinn gefunden haben, wenn sie den ganzen Menschen, die ganze Gesellschaft erfassen, kontrollieren und diktieren können?

Was hat das alles mit unserem Thema »Geist und Bewusstsein in der Medizin« zu tun? Geht es nur um materiell Fassbares, wenn wir uns selbst und andere Menschen heilen wollen? Oder geht es auch hier – jetzt ins ganz Positive, ins Befreiende gezielt – um die Möglichkeiten, die wir mittels unseres Bewusstseins haben, um den Verlauf von Krankheiten zu beeinflussen und Selbstheilungskräfte auf den Plan zu rufen?

Wir sind bis in die Tiefen des menschlichen Verstandes und der menschlichen Psyche vorgedrungen, aber wir haben noch kein messbares Äquivalent für Zuwendung, Achtsamkeit und Mitgefühl entdeckt, für den weiten Bereich der Spiritualität, für Vergebung, Dankbarkeit und Liebe, für unsere Seele und unsere Teilhabe am Göttlichen – bis auf wenige hundert chemische Formeln für Neuropeptide wie beispielsweise Endorphine. Aus Sicht unserer modernen westlichen Kultur haben wir also nicht die geringste Chance, eine wirkliche »Bewusstseinsmedizin« zur Anwendung kommen zu lassen und mit »Liebe« als zwischenmenschlichem Phänomen zu therapieren, wenn wir nur das materiell Fassbare gelten lassen. Denn dann schließen wir alles, was durch Fühlen, Meditation und Vision erfahrbar ist, von vornherein aus, auch die Berührung mit unseren tiefsten inneren Wurzeln.

Alles ergänzt sich und kommt auf verschiedenen Wegen zu den gleichen Ergebnissen: umfassende Berichte aus Ver-

16

gangenheit und Gegenwart, Mystik, Tradition und nüchterne, aktuelle Analyse, ja selbst die besten und freiesten Köpfe unter unseren Spitzenforschern gehen davon aus, dass die von uns wahrnehmbare Materie – und dazu gehört natürlich auch unser Körper – im Sinne der konsequent durchdachten Kausalität keine tiefere Bedeutung hat. Ein jedes von Platons Bildern, jede seiner Ideen hatte mehr Realitätscharakter als eine Apfelsinenkiste auf dem Wochenmarkt in Berlin-Kreuzberg. Und unser Körper wurde entworfen und verursacht von geistigen Strukturen einer höheren Ebene, in Form gegossen durch Sheldrakes morphogenetische Felder, die wiederum vom allschöpfenden Prinzip geleitet und inspiriert werden, das noch über der höchsten der von Burkard Heim definierten zwölf Dimensionen angesiedelt ist (siehe Seite 137ff.). In diesem Bereich finden wir Wirklichkeiten, die zählen. Dort werden Ereignisse und Formen für unsere Raum-Zeit-Ebene entworfen. Wenn wir uns weigern, uns von einer höheren Position aus in diese absolut entscheidende Kausalitätskette einzugliedern, bleiben wir der untersten Ebene unseres Kosmos verhaftet und schließen uns von jeder weiteren Evolution aus. Denn wir können zwar die jeweils darunter liegende Ebene unserer Existenz von einer höheren Bewusstseinsebene aus beeinflussen, nicht aber eine höhere Ebene von einer darunter liegenden.

Ich vermag nicht zu sagen, ob jede Krankheit aus dem Inneren kommt. Da bin ich mit mir selbst in einem gewissen Zwiespalt. In vielen Fällen ist für mich als Arzt die innere Ursache unübersehbar. Und diese innere Ursache kann ich mir auch erschließen, wenn ich mich einem Patienten mit einem gewissen Aufwand an Zeit und Einfühlung zuwende – was mir früher, in meiner orthopädischen Großstadtpraxis allerdings oft nicht möglich war. Es gibt aber auch viele Krankheiten, vor allem im Bereich der Akutmedizin, deren Ursachen augenscheinlich im Äußeren liegen, die also ganz klar exogen verursacht sind. Doch auch hier muss man vorsichtig sein, bevor man sich auf die eine, wirkliche Ursache festlegt. Ich frage mich seit langem und immer öfter: Wo denn liegt die eigentliche Ursache vieler exogen aussehender Krankheiten? Sind es nicht in Wahrheit endogene Krankheiten, die schon lange bestehen und schließlich ihren somatischen Niederschlag finden, also akut werden?

Ich weiß, dass es handfeste und glaubhafte Statistiken gibt, die dem entgegenstehen. Nehmen wir als Beispiel die Hepatitis C, die am häufigsten vorkommende entschädigungspflichtige Berufskrankheit bei medizinischem Personal. In diesem Personenkreis ist die Infektionsrate höher als in der übrigen Bevölkerung, und es handelt sich hier eindeutig um eine Virusinfektion. Müssen wir uns also fragen, warum Ärzte, Zahnärzte und Pflegekräfte sich häufiger infizieren als Studienräte, Ingenieure oder Rechtsanwälte? Vielleicht – ich sage bewusst »vielleicht« – haben wir es unter dem Aspekt der Entstehung mit einer wirklich ausschließlich infektiösen und damit somatischen Krankheit zu tun. Ausschließlich? Hören Sie sich folgenden »Fallbericht« an:

Ein mir aus vielen persönlichen Begegnungen bekannter Personenkreis von sechs jungen Kollegen infizierte sich in derselben Klinik im selben Zeitraum von etwa zwei bis drei Wochen mit Hepatitis C (die man damals noch Non-A-Non-B-Hepatitis nannte; das Hepatitis C-Virus war noch nicht identifiziert). Fünf von ihnen waren nach der üblichen Zeit wieder hergestellt. Den sechsten stürzte die Tatsache, dass er sich infiziert hatte, in tiefe Sorge um sein weiteres

Schicksal, ja sogar in regelrechte Zukunftsängste. Als ich einmal an seinem Bett im Infektionshaus saß (damals ging man noch anders mit den an Hepatitis Erkrankten um als heute), klagte er mir seine innere Not. Seine großen Augen standen trübe und angstvoll in seinem grau-gelblichen Gesicht. »Was soll nur aus mir werden?«, fragte er.

»Wovor hast du Angst?«, fragte ich verständnislos.

»Meine Krankheit wird chronisch, und dann wird sie chronisch-aggressiv. Und entweder sterbe ich dann schnell an einer akuten Leberdystrophie, oder ich marschiere mit Riesenschritten in die Zirrhose. Und dann nach ein paar Jahren … Leberkoma und Ende oder Leberzellkarzinom. Beides tödlich.«

»Lieber Fritz«, erwiderte ich, »hast du jemals von der sich selbst erfüllenden Prophezeiung gehört? Du bist der Mit-Schöpfer deines Lebens. Du kannst nicht nur Gott oder dein Schicksal dafür verantwortlich machen. Vieles überlässt Gott uns. Wir können Einfluss nehmen. Sei doch ein wenig freundlich zu deiner Zukunft.«

Fritz hat erfahren müssen, wie recht ich hatte. Er war der einzige aus dieser Gruppe, bei dem die Hepatitis chronisch wurde. Eigentlich war sie sogar übergangslos chronisch-aggressiv. Als wir zuletzt über drei Ecken von ihm hörten, etwa ein Jahr nach unserem Gespräch, lag er in irgendeiner auswärtigen Klinik und hatte katastrophale Leberwerte.

Meinen Sie, das könnte Zufall gewesen sein? Glauben Sie vielleicht auch, es sei Zufall, dass Sie auf dieser Welt sind? Dann brauchen Sie eigentlich gar nicht weiter zu lesen.

Mich hat die Erinnerung an Fritz jedenfalls nie mehr losgelassen. Noch heute sehe ich mich manchmal an seinem

Bett sitzen und habe sofort wieder sein angsterfülltes, grau-gelbes Gesicht vor mir. Und immer, wenn dieser Film vor meinen inneren Augen abläuft, hängen sich so manche ähnlichen Erfahrungen aus meinen 36 Jahren als Arzt und aus zwölf Jahren spirituellen Heilens daran. Ich brauche einfach keine quantenphysikalischen Beweise dafür, dass unser Bewusstsein unsere Krankheiten beeinflusst, obwohl ich die betreffenden Forschungsergebnisse sehr nachdrücklich begrüße und für unerlässlich halte. Ich weiß einfach, was wir mit unserem Bewusstsein für oder gegen unsere Gesundheit tun können, in die eine und die andere Richtung. Wir nennen es Empirie – Erfahrung.

Früher, als ich mich – übrigens von hervorragenden Ärzten – in Chirotherapie ausbilden ließ, sah ich mich in »wissenschaftlichen« Diskussionen immer wieder mit dem Vorwurf konfrontiert, Chirotherapie sei ja eine rein empirische Behandlungsart und keineswegs wissenschaftlich fundiert. Funktionsstörungen der Wirbelsäule mit manuellen Techniken, also chirotherapeutisch zu behandeln, war bis vor wenigen Jahren mein Hauptstandbein in der Therapie von Funktionsstörungen der Wirbelsäule, Empirie hin oder her. Aber meine akademische Umgebung beharrte darauf, dies habe mit Wissenschaftlichkeit nichts zu tun. Dabei hatte schon Hippokrates diese Kunst mit Hochachtung erwähnt und seine Ärzte darin unterwiesen.

Der Vollständigkeit halber erwähne ich, dass der Deutsche Ärztetag die Chirotherapie (die von Badern, Feldscheren, Masseuren und Kräuterfrauen über die Jahrhunderte gerettet worden war) erst 1966 als ärztliche Kunst anerkannte. Angeblich war sie nicht wissenschaftlich, sondern eben »nur empirisch«. Die neurophysiologischen Zusammenhänge, die beim blockierten Gelenk und seiner chiropraktischen Manipulation ins Spiel kommen, wollte man nicht sehen – bis man in den 1960er-Jahren nicht mehr anders konnte. Die Nordamerikaner, die der etablierten Medizin so häufig als große Vorbilder dienen, waren in dem Punkt bedeutend schneller. Dort entwickelten sich schon im 19. Jahrhundert zwei neue Berufe, der des Chiropraktors und der des Osteopathen. Und als unsere offizielle Medizin sich endlich dazu durchgerungen hatte, diese manuelle Heil-Kunst anzuerkennen, hatten die Ausbildungen in Osteopathie und Chirotherapie in den USA schon längst den Rang eines speziellen medizinischen Hochschulstudiums.

Können Sie verstehen, dass ich an all das denke, wenn mir ein Mitglied der Ärztekammer vorhält, geistiges Heilen sei doch wohl irgendetwas zwischen »Schamanismus und katholisch«? Ich sehe dann gewisse Parallelen zur Entwicklung der Chirotherapie, in Deutschland wohlgemerkt. Und auch hier drängen sich wieder Vergleiche mit den USA auf. Dort steht an vielen medizinischen Fakultäten Spiritualität – also Geistigkeit, Suche nach dem Göttlichen – auf dem Lehrplan. Und seriösen Umfragen zufolge betet jeder fünfte amerikanische Arzt mit seinen Patienten.

Wir haben so viele gute Ärzte und Heilpraktiker, darunter auch viele Idealisten im besten Sinne, aber eine Bewusstseinserweiterung ist dennoch dringend notwendig. Wenn ich mir die Vorhersagen der NASA und der internationalen Forscherelite zum Thema Evolutionssprung 2012 bezüglich unseres Bewusstseins anhöre[1], bin ich durchaus hoffnungsvoll. Übrigens auch, wenn wir mit den Seminarteilnehmern unserer *Ärzteakademie für geistiges Heilen* sprechen. Dann weiß ich nämlich, dass der Bewusstseinswandel auch in der etablierten Medizin längst begonnen hat.

Zumindest die Informationsmedizin oder energetische Medizin, so glaubt man, könne auch in Deutschland vor den Augen der konservativen Medizin bestehen. In den USA steht sie auf der Prioritätenlisteliste der zentralen amerikanischen Gesundheitsbehörde bezüglich Förderungswürdigkeit an fünfter Stelle. Das heißt, sie wurde zu einem Forschungsgebiet von nationaler Dringlichkeit erklärt und man hat einen riesigen Forschungsetat dafür bewilligt. Ich weiß anderseits, dass man sich als Wissenschaftler in Deutschland – jedenfalls zurzeit noch – durchaus infrage stellt, wenn man im energiemedizinischen Bereich arbeitet. Das lässt schon ahnen, was man sich hierzulande anzuhören hat, wenn man sich zu den geistigen Heilweisen bekennt. Und damit zeigt sich einmal mehr, dass die Menschen, die sich in unserem orthodoxen Medizinsystem als Hüter der reinen Lehre sehen, zumindest nicht GEIST-freundlich sind. Doch was nach unüberbrückbaren Gegensätzen aussieht, zeigt eigentlich nur, dass wir letztlich alle auf der Suche nach einer integralen Medizin sind, die alle Ebenen einschließt: Körper, Geist, Seele und GEIST[2], also neben dem Körper, dem denkenden Geist und der Seele auch den großen Weltengeist, das Göttliche.

Wie alles anfing

Kehren wir jetzt zur Hauptfrage dieses Kapitels zurück: Wie hat alles begonnen? Die Antwort auf diese Frage ist deshalb so wichtig, weil sie auch die »Katastrophe der Moderne« (Ken Wilber) berührt, jenen brutalen Schwertstreich, der alles von unserer menschlichen Natur abtrennte, was mit dem göttlichen Geist einhergeht. Sie ist so wichtig, weil wir ohne Kenntnis unserer Wurzeln nicht zum Verstehen unserer Gegenwart gelangen, weder in der Geisteskultur noch in der Heil-Kunst. Und wenn wir nun wirklich ganz zum Anfang zurückkehren, finden wir uns mitten in einem Lehrstück der Polarität: Verdanken wir die Entstehung des Universums göttlicher Schöpfung, deren planvollen Aufbau wir erst nach und nach begreifen können, oder dem aus Chaos und Zufall geborenen Urknall oder einer Verflechtung von beiden?

Werfen wir zunächst einen Blick in den Schöpfungsbericht. Wir finden ihn in der Bibel und in ähnlicher Form auch in anderen Religionen. Überall wird die Schöpfung der Welt durch einen unterschiedlich genannten Schöpfer (Gott) aus dem Nichts oder dem Chaos vorausgesetzt. Damit ist der Schöpfungsmythos ein theologisches Erklärungsmodell für die Entstehung des gesamten Universums und seiner Lebewesen, einschließlich des Menschen. Da vorher nur das Nichts existierte, muss dieser Schöpfungsakt aus eigenem Antrieb und durch die Allmacht des Schöpfers erfolgt sein.

Eine allgemeingültige Fassung des Schöpfungsberichtes finden wir im Alten Testament im Buch Genesis 1,13 – 2,4. Er beginnt mit folgenden Sätzen:

»Im Anfang schuf Gott Himmel und Erde. Und die Erde war wüst und öde, und Finsternis lag auf der Ur-Flut, und der Geist Gottes schwebte über den Wassern. Da sprach Gott: Es werde Licht, und es ward Licht. Und Gott sah, dass das Licht gut war. Und Gott schied das Licht von der Finsternis. Und Gott nannte das Licht Tag, und die Finsternis nannte er Nacht. Und es wurde Abend und es wurde Morgen: der erste Tag.«

Der Geist Gottes ist hier zu verstehen als der Atem oder

Hauch Gottes. Der Atem Gottes liegt bereits über dem Chaos (er schließt das Chaos mit ein), und er formt sich im Schöpfungsakt zur Stimme, zum schöpfenden Sprechen Gottes, welches das Chaos bannt.

So wird in wenigen markanten Sätzen der erste Tag des göttlichen Schöpfungsaktes dargestellt. Es folgen noch sechs weitere Tage, in denen sich Gottes Schöpfungswerk vollzieht. Der Schöpfungsbericht endet mit den Worten: »Und Gott vollendete am siebten Tag sein Werk. Und Gott segnete den siebten Tag und heiligte ihn, denn an ihm ruhte er von all seinem Werk, das er geschaffen hatte.«

Das erste Kapitel des Johannes-Evangeliums aus dem Jahrhunderte später geschriebenen Neuen Testament (Johannes 1,1 – 1,5) beginnt mit den markanten Worten:

»Im Anfang war das Wort
und das *Wort* war bei Gott,
und dieses *Wort* war selber Gott.
Im Anfang schon war es bei Gott.
Und alles ist durch es, nichts ohne es
geworden, was geworden ist.
Das Leben war in ihm,
das Leben war das Licht der Menschen,
es leuchtet in der Finsternis,
doch die Finsternis vermag es geistig nicht zu erfassen.
...
Es war das wahre Licht,
das jedem Menschen, der in diese Welt kommt, leuchtet.
Es war schon in der Welt, die Welt ist durch es geworden,
jedoch die Welt erkannte es nicht.
Es kam zu den Seinigen,
doch die Seinigen nahmen es nicht auf;

doch allen, die es aufgenommen,
hat es die Macht gegeben, dass sie Kinder Gottes werden.
...

Und das *Wort* ist Fleisch geworden
und hat bei uns gewohnt.
Wir sahen seinen Glanz, den Glanz,
wie ihn der einzige Sohn von seinem Vater hat
voll Gnade und Wahrheit. ...«

Dieses erste Kapitel des Johannesevangeliums kann man als eine theologische Meditation auffassen, deren Gedankengut auf frühjüdischer Weisheitstheologie und hellenistischer Philosophie beruht. So mag die Betonung im ersten Vers mehr auf »Anfang« liegen denn auf »Wort« (Logos).

Im griechischen Kulturkreis, auf den sich Johannes wesentlich bezog, war es seit langem eine grundlegende Frage, womit denn das Weltall begonnen habe, mit welchem Urprinzip. Und so bringt er hier zum Ausdruck, das Urprinzip sei nicht »ein unbewusstes Weltgesetz, sondern ein sinnvoll schaffender Geist, der sich als solcher im Weltall ausspricht«.[3]

Das griechische Wort *Logos* bedeutet Vernunft, Einsicht, Weisheit, aber auch das Wort, die Rede, die Lehre (Logik, logisch, -logie). Im aktuellen Zusammenhang schwankt die Bedeutung zwischen göttlicher Weisheit (Logos) und göttlicher Vernunft (Sophia), und diese Bedeutung zeigt sich dann in einem rationalen Entwurf der Schöpfung. Das Wort Gottes war im Anfang. Es war »vor aller Schöpfung«. Es war »bei Gott« und »Gott war das Wort«. »Und das Wort ist Fleisch (Mensch) geworden« sagt das Evangelium weiter. Es spricht von der Menschwerdung des vor-weltlichen Christus, der schon vor aller Schöpfung bestanden hat und der im

Besitz der Leben spendenden und heilenden Kraft Gottes, des Logos ist. Christus stammt also vom Vater ab (»Gott sagt: Mein Sohn bist du, ich habe dich aus mir gezeugt im Glanz der Herrlichkeit, schon vor dem Morgenstern.«[4]), hat dessen Glanz und ist ein Repräsentant der Herrlichkeit des Vaters (»Ein Licht erstrahlet uns heute, denn geboren ist uns der Herr. Sein Name ist Wunderbarer, starker Gott, Friedensfürst, Vater der kommenden Welt. Sein Königtum wird sein ohne Ende.«[5])

Matthew Fox, Theologe mit deutlichen Bezügen zur New-Age-Bewegung, schreibt in seinem Buch *Freundschaft mit dem Leben. Die vier Pfade der Schöpfungsspiritualität* eine neue Schöpfungsgeschichte, in der, seinem tiefen Anliegen entsprechend, »Wissenschaft und Spiritualität wieder zusammenfinden«. Für Fox liegen diese Bereiche ohnehin nah beieinander, denn »die heutige Wissenschaft hat uns eine neue kosmische Geschichte über unseren Ursprung gegeben, eine heilige Geschichte, deren Hören uns mit Ehrfurcht erfüllt ... Es ist eine Geschichte von Geschenken«:

»Am Anfang war das Geschenk.
Und das Geschenk war bei Gott,
und das Geschenk war Gott.
Und das Geschenk kam und schlug das Zelt unter uns auf,
zuerst in Form eines Feuerballs,
der 750 000 Jahre unvermindert brannte
und in seinem ungeheuer heißen Ofen
Hadronen und Leptonen kochte.
Diese Gaben fanden gerade genug Stabilität,
um die ersten atomaren Geschöpfe zu gebären,
Wasserstoff und Helium.

Eine Milliarde Jahre des Kochens und Brodelns,
bis die Begabungen des Wasserstoffs und des Heliums
Galaxien gebaren – wirbelnde, sausende, lebendige
Galaxien,
die Billionen Sterne schufen,
Lichter in den Himmeln und kosmische Brutöfen,
die neue Geschenke entstehen ließen
durch gewaltige Explosionen riesiger Supernovas,
in einem Glühen aufflackernd,
heller als eine Million Sterne.
Geschenke über Geschenke, Begabungen gebärende Gaben,
Geschenke aus Licht, Geschenke aus Dunkelheit,
kosmische Begabungen und subatomare Begabungen.
Treibend alles und wirbelnd, geboren und sterbend,
in einem ungeheuren, geheimnisvollen Plan –
auch dieser ein Geschenk.

Eine dieser Supernovas explodierte auf eigene Art
Und sandte eine einzigartige Gabe ins Universum –
Von später folgenden Geschöpfen genannt
Erde,
ihre Heimat,
ihre Biosphäre, ein Geschenk für sie –,
hüllt sie ein in Schönheit und Würde und genau
den rechten Schutz vor Sonnenstrahlung,
vor kosmischer Kälte
und vor ewiger Nacht.
Der so begabte Planet wurde als ein Juwel
In eine ausgezeichnete Umgebung gesetzt,
in genau 100 Millionen Meilen Entfernung
von seinem Mutterstern, der Sonne.

Neue Begabungen entstanden, in ihrer Art neu im
Universum –
Felsen, Meere, Kontinente,
vielzellige Geschöpfe, beweglich aus eigener Kraft.
Leben war geboren!
Geschenke aus dem Stoff von Feuerball und Helium,
Galaxien und Sternen, Felsen und Wasser
nahmen nun die Gestalt des Lebens an!
Leben –
Ein neues Geschenk des Universums,
eine neue Begabung im Universum.
Blumen vielfältiger Farben und Düfte, aufrechte Bäume.
Wälder entstanden und boten Raum für alle Formen
Kriechender und krabbelnder Wesen.
Wesen, die fliegen und singen,
Wesen, die schwimmen und rutschen,
Wesen, die auf vier Füßen laufen.
Und schließlich
Wesen, die stehen und auf zwei Beinen gehen,
mit beweglichen Daumen für weitergehende Kreativität –
für noch mehr Begabungen.
Der Mensch wurde ein Geschenk und eine Bedrohung.
Denn seine Schöpferkräfte waren einzig in ihrem Potenzial,
zur Zerstörung und zur Heilung.
Wie würde er diese Begabungen anwenden?
Welche Richtung würde er einschlagen?
Die Erde erwartet die Antwort auf diese Fragen,
und sie wartet noch.
Zitternd.
Lehrer wurden gesandt, Verkörperungen des Göttlichen,
aus Erde geboren –
Isis und Hesiod, Buddha und Laotse, Mose und Jesaja,

Sara und Esther, Jesus und Paulus, Maria und Hildegard,
Häuptling Seattle und die Büffelfrau –
um die Menschen Wege des Mitgefühls zu lehren.
Und immer noch wartet die Erde,
ob die Menschheit ein Geschenk sei oder ein Fluch.
Zitternd.
Hast du je ein Geschenk gegeben und es später bereut?
Die Erde grübelt und wartet.
Denn das Geschenk ist Fleisch geworden
Und wohnt überall unter uns,
und wir neigen dazu, es nicht zu kennen.
Und wir behandeln es nicht wie eine Begabung,
sondern als ein Objekt,
das wir benutzen, missbrauchen, niedertreten – ja
kreuzigen.
Jenen aber, die das Geschenk mit Ehrfurcht empfangen,
ist alles verheißen.
Alle werden sie Kinder des Geschenkes heißen.
Söhne und Töchter der Gnade.
Durch alle Generationen.«[6]

Das Herausragende an dieser neuen Schöpfungsgeschichte
ist der Versuch, moderne Erkenntnisse der Naturwissenschaft und ökologische Probleme mit einem an sich religiösen Text in Einklang zu bringen. »Aber jedenfalls vermit-
telt Fox die befreiende Einsicht, dass Naturwissenschaft
und christlicher Glaube miteinander vereinbar sind.«[7]

In Zusammenhang mit der Frage, ob sich die westliche
Kultur ermächtigen darf, bei der Betrachtung der Welt und
des Universums alle Ebenen oberhalb des Materiellen beiseite zu schieben und ob als Konsequenz daraus unsere
westliche Medizin gleichermaßen materiebezogen die Ebe-

nen des menschlichen Bewusstseins außer Acht lassen kann, sollten wir uns anschauen, was die heutige Naturwissenschaft als Beginn der Welt für wahrscheinlich hält. Dahinter steht die existenzielle Frage, wie alles enden wird und was auf uns zukommen mag, wenn wir uns weiter hinter unserer so laut, aber letztlich hilflos verteidigten materialistisch – »wissenschaftlichen« Basis verschanzen. Wir müssen uns doch fragen: Wo sind wir mit unserm menschlichen Wesen eigentlich noch aufgehoben, wenn wir den Geist leugnen, den *Logos* und seinen göttlichen Sohn Jesus Christus, das »Licht der Welt«? Mir scheint, dass wir angesichts unserer aktuellen Entwicklung und der uns bevorstehenden Zeitenwende wirklich jeden Schimmer göttlichen Lichtes gebrauchen könnten, über das wir ja in reichem Maße verfügen, wenn wir uns nur dafür öffnen.

»Es (das Licht) kam zu den Seinigen, doch die Seinigen nahmen es nicht auf; doch allen, die es aufgenommen, hat es die Macht gegeben, dass sie Kinder Gottes werden.« Wenn das Licht, die Weisheit, von der bei Johannes (siehe oben) die Rede ist, in jedem von uns ist, steht uns der Weg offen in ein Leben aus der Liebe, der Nächstenliebe, dem klaren Urteil heraus, in ein Leben ohne Neid und Hass, ohne Ausleben unseres Egos und ohne abgrundtiefe innere Verirrungen, und all das ist denen verheißen, die das Licht Christi aufgenommen haben. Und in einem circa 2500 Jahre alten Text über die Aussendung des göttlichen Geistes heißt es: »Sende deinen Geist aus und eine Schöpfung ersteht, und das Angesicht der Erde wird neu.«

Das Wesentliche ist, das Gesamtkonzept zu erkennen. Deshalb werden Menschen, die sich allein mit der materiellen Welt zufrieden geben und das in der physischen Welt Sichtbare für die einzig verbindliche Wirklichkeit halten, nur falsche Folgerungen ziehen können – sei es im Leben oder in der Wissenschaft. Erst wenn wir uns ganz tief auf eine umfassende Sichtweise unseres Lebens und unseres Wesens, der menschlichen Gemeinschaft und aller Forschung und Wissenschaft einlassen, werden wir einen klaren Blick auf das ganze Spektrum der göttlichen Schöpfung werfen können, soweit es unsere Existenz als Menschen betrifft, die im Glanz des Lichtes stehen.

Urknall und was dann?

Vielleicht haben Sie Michael Endes Buch *Die unendliche Geschichte*[8] gelesen. Darin wird das »Nichts« beschrieben. Eine böse Macht will das Land Phantasien mitsamt der Kindlichen Kaiserin, dem jungen Helden Atreju und all den wunderbaren Wesen, die dort leben, verschlingen und Phantasien Stück für Stück in »Nichts« verwandeln. Man kann dieses »Nichts« nicht sehen, obwohl es sich immer mehr ausbreitet: »... und wenn man dorthin schaute, war es nicht so, als könnte man das Nichts sehen. Man sah einfach nur nichts. So als gäbe es da nichts, nicht mal das ›Nichts‹. Wenn man dorthin schaute war es so, als wäre man blind.«

In dieser Phase der Geschichte ist das Land Phantasien in seiner Existenz bedroht. Große Teile davon sind bereits vom Nichts verschlungen. Also ruft die Kindliche Kaiserin Bastian Balthasar Bux, einen Schuljungen aus unserer Welt, zu sich und bevollmächtigt ihn, das Land Phantasien neu zu gestalten. Er wird mit dem Siegel der Kaiserin ausgestattet und hat ab jetzt die Vollmacht, Phantasien neu zu erschaffen. Und alles, was er sich vorstellt, ist im selben Augenblick aus dem Nichts heraus geschaffene Wirklichkeit.

Ich denke an dieses Nichts der *Unendlichen Geschichte,* wenn ich etwas über den Urknall lese. Aber wenn man glaubt, dass vor 13,7 Milliarden Jahren irgendwo das Nichts explodierte, so ist das nicht korrekt. Denn ein Irgendwo gab es ja nirgendwo. Und die Explosion erfolgte auch nicht zu einer bestimmten Zeit, denn erst als das Nichts explodierte, fing die Zeit an zu laufen und der Raum begann sich auszudehnen. Das heißt: Vor dem Urknall gab es keine Zeit und keinen Raum.

Der Kosmos entstand also aus einem Nichts. Es wurde »etwas gedacht« und es »ward«. Aber dieser schöpfende Beginn war nicht menschlichen Ursprungs, denn es gab ja weder Menschen noch andere Lebewesen. Es gab einen Plan, eine Idee, den unerschaffenen Schöpferwillen. Es gab den unerschaffenen Logos, den Logos ohne Anfang und Ende. Dieses Nichts vor dem Urknall hatte aber auch etwas höchst Einmaliges. Ich meine damit, dass dieses Nichts trotz allem bisher Gesagten nicht wirklich nichts war. Es war unendlich viel mehr. Es war die »Potenz, aus der alles strömt.« Und diese Potenz (Vermögen, Fähigkeit) war ja nun einmal vor dem Urknall vorhanden, aber nicht so, dass wir sie exakt gedanklich in den Griff bekommen könnten.

Der Physiker Burkhard Heim und einige seiner Forscherkollegen halten den Urknall für ein von höchsten Dimensionen aus gesteuertes Ereignis. Heim setzt also eine Schöpferkraft auf einer höchsten Seinsebene voraus. Aus dem höchst potenten Nichts strömt nun die unvorstellbar große Energie des Urknalls, die ab jetzt den Kosmos entstehen lässt, nach dem Plan des Schöpfers, der alles voranschreiten lässt im Sinne der Initiierung, des In-Gang-Bringens, hier nun das Entstehen von Materie, das Loslaufen der Zeit und die Entstehung und Ausbreitung des Raumes, schließlich die gesamte weitere Evolution.

Übrigens, Kosmologen und Physiker rätseln noch: Hat es einen einzigen Urknall gegeben oder waren es mehrere? Burkhard Heim nimmt an, es habe eine ganze Serie von Urknallen gegeben, ein »wahres kosmisches Feuerwerk.«

»Vor 13,7 Milliarden Jahren war das (sehr junge) Universum extrem heiß, klein und undurchsichtig. Es bestand aus einer ionisierten Gaswolke. Mit immer größer werdendem Raum kühlte sich das einst 7 Billionen Grad heiße Plasma ab. Als die Temperatur auf unter 10 000 Grad fiel, verbanden sich freie Elektronen und Protonen zu Wasserstoffatomen. Auch die ersten Photonen, kleinste Lichtteilchen, konnten sich ungestört ausbreiten. Das Universum, mittlerweile 300 000 Jahre alt, begann damit durchsichtig zu werden.

80 000 Jahre später, also im Babyalter von 380 000 Jahren, war dieser Umbruchprozess nahezu abgeschlossen und der nunmehr auf 3000 Kelvin abgekühlte, durchsichtige Raum von neutralem Wasserstoffgas erfüllt. Alle Strukturen, die wir heute im Universum sehen, wie Galaxien oder Galaxienhaufen, waren zu diesem Zeitpunkt bereits in Form von winzigen Fluktuationen der Materiedichte angelegt.«[9]

Doch nicht nur die Zeit war geschaffen, nicht nur der Raum und der Beginn von Materie. Noch ein Weiteres war aus dem »hochpotenten Nichts« entstanden: ein Energiemuster, eine Matrix, eine Informationsgrundlage für alles noch Entstehende. Es war eine allgültige Information. Das neue Energiemuster, ein Geschenk des Ur-Schöpfers, der unendlichen Schöpferkraft, des GEISTES, des »Urgrundes aller Dinge« enthielt die Informationen für alles, was nach der heilvoll schöpferischen Explosion geschehen sollte. Es war ein höchst informatives Schöpfungs- und Evolutionsprogramm in Quantencodierung. Vielleicht werden Wesen, die tausend Jahre nach uns leben, sagen: »Die Sache mit den Quanten war ein nettes Bild, um die Wahrheit darzustellen, und irgendwie haben sie recht gehabt, damals ...« So wie wir heute sagen: »Die Schöpfungsgeschichte ist ein nettes Bild. Sie waren der Wahrheit damals eben doch auf den Fersen ...«

Das allgültige Energiemuster, die Ur-Matrix durchwebt als schöpfende Energie die Universen, die Galaxien und Planeten und alles Leben bis zu den kleinsten Einzellern. Es schafft Gebirgsmassive und Weltmeere. Es lässt im Bewusstsein großer Künstler Musikwerke entstehen, die unser Herz öffnen, wenn wir sie hören, die uns drängen, die Welt zu umarmen und uns gleichzeitig unfähig machen, unsere Empfindungen in Worte zu fassen. Ein Blick in die Geschichte zeigt aber auch, dass dieses Energiemuster, diese Ur-Matrix oder göttliche Matrix, auch unfassbar Schreckliches zulässt – Dinge, die zu furchtbar scheinen, um der Menschen Geist entstammen zu können. Und so zeigt sich immer wieder: Wir Menschen können dieses Energiemuster, den göttlichen Urgrund nicht in seinen ganzen Ausmaßen verstehen. Schon darin zeigt sich seine göttliche Herkunft.

Doch zurück zum Urgrund aller Dinge, zur Urmatrix, zum ursprünglichen Energiefeld: Alles, was im Kosmos enthalten ist und somit aus dem göttlichen Urgrund stammt, ist mit allem anderen im Kosmos verbunden. Das sagen die Physiker auch über die Quanten. Viele Versuche und Beobachtungen haben ergeben, dass alles, was im Bereich der Quanten einmal miteinander verbunden war, noch immer zusammengehört, auch wenn es inzwischen Universen voneinander entfernt ist. Jedes einzelne Elektron weiß in jedem Augenblick alles über jedes andere Elektron im Universum. *Und dieses Verbundensein von allem mit allem, ganz konkret und physikalisch und in den oberen Regionen nur noch durch Logik wahrnehmbar, kann nur durch das Vorhandensein des den ganzen Kosmos umspannenden und in sich bergenden Urgrundes erklärt werden.*

Vor vier Milliarden Jahren entstand unser Planet. Die Informationen zur weiteren Ausgestaltung des Lebens auf der Erde stammen ebenfalls aus dem Urgrund des Seins und wurden in Quantensprache übermittelt, also durch Quanten, die sich, aus dem Universum stammend, in gewaltigen Blitzen auf der Erdoberfläche entluden. Und da zwar noch kein Leben, aber neben anorganischen Elementen auch Kohlenstoff vorhanden war, zum Beispiel im Gestein der Felswüsten, konnten die ersten organischen Verbindungen entstehen: einzellige Organismen, die sich im Laufe der Evolution bis zum Menschen entwickelten. Denn die im Quantenbereich vorhandenen morphogenetischen (gestaltbildenden) Felder, so benannt nach dem Biologen Rupert Sheldrake, gaben Aufbau und Funktion allen heranwachsenden Lebens vor. Vorrangig ist hierfür die DNS (Desoxyribonukleinsäure) verantwortlich. Ihre Moleküle liegen in Doppelspiralen vor. Auseinander gedreht sind sie 5 μm (5 Mikrometer = 5 Millionstel Meter) mal 2 Meter lang. Diese Doppelspiralen beinhalten unseren »genetischen Code«, den Bau- und Funktionsplan für jede Zelle (siehe auch Seite 132ff.).

Ich möchte noch ein Wort über die Besonderheiten der Quanten sagen, jener subatomaren, nicht mehr in kleinere Teilchen spaltbaren Einheiten: Je nachdem, wie unsere Wissenschaftler sie nachweisen, sind sie entweder als Körper oder als Welle zu erkennen. Als Welle sind sie in Raum und Zeit nicht fassbar. Sie sind quasi Geist tragende Einheiten, die sich jenseits unserer räumlichen Wahrnehmungsfähigkeit befinden. Oder anders ausgedrückt: Als unendliche Wellen tragen sie Informationen durchs das gesamte All.

Thomas von Aquin, der große Theologe des Mittelalters und Verfasser von *Summe der Theologie* schrieb: »Engel bewegen sich von A nach B, ohne eine Zeit zu durchschreiten.« Vielleicht sind Engel ja Elektronenwolken, ungeheuer starke, energetische Felder, die aus reinem Geist bestehen und nach Belieben jede Form annehmen können.[10] Elektronen bewegen sich aber auch in grenzenloser Freiheit durch Raum und Zeit, und zwar nahezu unendlich schnell. Sie können im gesamten Universum, ganz gleich wie weit voneinander entfernt, unmittelbar miteinander kommunizieren, an zwei Orten gleichzeitig sein und sich im selben Moment in der Vergangenheit und in der Zukunft aufhalten.

Quantenphysikalisch und philosophisch betrachtet gibt es ohnehin keinen Unterschied zwischen Vergangenheit, Gegenwart und Zukunft. Und wenn Elektronen Freiheiten haben, die unsere menschlichen Freiheiten bei weitem übersteigen, warum sollten wir dann annehmen, dass wir mit unserem Geist, unseren Gedanken nicht die gleiche Freiheit haben wie diese Quanten? Die Sprache, die das Universum versteht, ist unser Geist, sind unsere Gedanken mit der erstaunlichen Tendenz, sich ins Materielle hinein zu verdichten. Und wenn wir unsere Gedanken mit positiven Emotionen unterlegen, verstärken wir ihre realitätsbildende Kraft um ein Vielfaches. Auch dafür gibt es wissenschaftliche Messungen und Beweise (siehe Seite 121ff.). Die höchste Emotion aber ist die Liebe, und daher ist die Liebe die beste

Verstärkung, wenn sich unsere Gedanken in die materielle Wirklichkeit hinein verdichten sollen.

Nun wenden wir uns der Frage zu, wie sich die Medizin von den alten Kulturen bis heute gewandelt hat. Bezogen auf das Thema dieses Buches und den Begriff *umfassende Ganzheit* gehen wir der Frage nach, ob sich das Ganzheitliche in der Heilkunst aus guter Tradition in unsere Zeit gerettet hat oder ob wir vielleicht einem Phantom nachjagen. Und wir müssen beurteilen, ob es denn zulässig war, dass die Medizin der Moderne die umfassende Ganzheit leugnete und nicht mehr dem System »Körper-Geist-Seele-GEIST« (nach Ken Wilber, siehe Anmerkung 2, Seite 22), sondern nur noch dem Körper Aufmerksamkeit schenkte. Dieses Schicksal ereilte übrigens die gesamte westliche Kultur mit Beginn der Moderne im 17. Jahrhundert: Alles außer dem Materiellen galt nicht mehr, und die Wissenschaft wurde materialistisch mit einem geradezu imperialistischen Anspruch.

Dieser Trend ist jedoch gerade dabei sich umzukehren. Die Karten sind längst neu gemischt. In der medizinrelevanten Forschung sind die Grenzen zum Geistigen schon lange überschritten. Die Quantenphysik hat Neues, vor ihrer Zeit völlig Undenkbares in der subatomaren Welt entdeckt, und entsprechende Forschungsergebnisse bieten immer mehr und immer weiter reichende Erklärungsmodelle des menschlichen Organismus und seiner Zellen, einschließlich der Funktionen unseres Nervensystems und unseres Bewusstseins. Die Physik hat uns ein kosmosweites, natürliches Informationssystem erschlossen, welches das ganze Universum durchzieht und mit unseren körper- und bewusstseinseigenen Steuerungsstrukturen verbunden ist, seien diese Strukturen nun materieller oder rein geistiger Art.

Die größten und bedeutendsten Forscher gehen von der Existenz eines allumfassenden Urgrundes aus, vom Urgrund aller Materie (Max Planck 1944), von der Ur-Matrix, einer höchsten Ebene, die sich durchaus auch oberhalb der zwölf Dimensionen befindet, wie Burkhard Heim vermutet, der das geniale Konzept eines zwölfdimensionalen Kosmos entworfen hat. Und wenn uns die orthodoxe Medizin heute vorgaukelt, es zähle nur das Materielle oder – was etwa gleichbedeutend damit ist – sie stehe als orthodoxe Medizin auf wissenschaftlichen Grundlagen, so ist diese Aussage nicht nur irreführend, sondern in Grenzbereichen sogar falsch.

Die Medizin im Alten Ägypten

Im vierten Jahrtausend vor unserer Zeitrechnung trat im Norden Afrikas ein Staatssystem auf den Plan der damals bekannten Welt, das bald eine erhebliche innen- und außenpolitische Machtfülle, höchste Technologie, wissenschaftliche Spitzenleistungen und ein hervorragendes Staats- und Wirtschaftssystem entwickelte: das Alte Ägypten. Das Land entlang des Nils war seit etwa 6000 vor Christus von Viehzüchtern und etwa 1000 Jahre später auch von Ackerbauern genutzt worden, aber erst als Menes um 3000 vor Christus Ober- und Unterägypten vereinigte, begann die dynastische Zeit, das Zeitalter der Pharaonen. Menes war der erste, der diesen Titel – er bedeutet »großes Haus« – trug, und dadurch, dass er Anspruch auf einen großen Teil der in ganz Ägypten erwirtschafteten Ernte erhob, gelang es ihm und seinen Nachfolgern, in kurzer Zeit sagenhaft reich zu werden und dann einen großen Teil des Geldes zur Förderung jener Kultur einzusetzen, deren Relikte wir noch heute bewundern. Die Gesellschaft des Alten Ägypten war streng hierarchisch gegliedert, eine Pyramide sozusagen. Die Basis bildeten die Bauern und Viehzüchter, die auch unter den Pharaonen kaum anders lebten, als sie in den Jahrhunderten davor gelebt hatten. Unter ihnen gab es nur noch die Sklaven, die zwar keinen Besitz hatten, wohl aber persönliche Freiheit, anders als in vielen anderen antiken Kulturen. Den Bauern gleichgestellt waren Handwerker und Kaufleute. Die nächste Schicht bildeten die Beamten und die Schreiber, die übernächste setzte sich aus den Hohepriestern und dem Wesir zusammen. Und ganz oben, an der Spitze der Pyramide stand allein der Pharao, die weltliche Verkörperung des Sonnengottes Ra.

Wo in dieser Pyramide waren die Ärzte angesiedelt? Aus medizinischen Aufzeichnungen wie dem *Papyrus Ebers* (niedergeschrieben etwa im 16. Jahrhundert vor Christus, wahrscheinlich aber auf älteren Vorlagen basierend) wissen wir einerseits, dass Medizin und Magie im Alten Ägypten untrennbar miteinander verbunden waren (der Papyrus enthält 877 magische Formeln zur Vertreibung krankmachender Dämonen), andererseits aber auch, dass Erfahrung und genaue Beobachtung bei der Behandlung von Krankheiten eine entscheidende Rolle spielten. Selbst Krankheiten wie die Staublunge der Steinmetze werden hier ausführlich beschrieben, weswegen dieser Papyrus als ältestes Zeugnis der Arbeitsmedizin gilt. Wir neigen in der Regel dazu, letzteres, nämlich die Beschreibung bestimmter Krankheiten, sehr hoch einzuschätzen und ersteres als »magischen Hokuspokus« abzutun. Aber wenn wir uns klarmachen, was es im Alten Ägypten bedeutete, ein Magier beziehungsweise ein Priester zu sein, sehen wir die Rolle der damaligen Ärzte vermutlich mit ganz anderen Augen.

Ärzte, die gleichzeitig als Priester und Magier tätig waren, hatten mit Sicherheit nicht nur eine intellektuelle Schulung genossen und sich anschließend oder parallel dazu durch Beobachtung und Behandlung praktische Kenntnisse erworben. Sie hatten auch etwas durchlaufen, was wir aus verschiedenen Kulturen als Initiation kennen: die Übermittlung des nicht nur für ihre spätere Tätigkeit, sondern auch für ihre ganzheitliche Entwicklung nötigen Wissens mittels einer prägenden Erfahrung.

Eine solche Erfahrung brachte eine tief greifende Veränderung des Bewusstseins mit sich sowie den Aufstieg zu höheren Stufen der Erkenntnis. Wer alle Phasen eines Initiationsrituals durchlaufen hatte, war am Ende nicht mehr der Mensch, der er zuvor gewesen war. Das Geheimnis solcher Initiationsrituale – im klassischen Griechenland waren sie als Mysterien bekannt – wurde gut bewahrt, aber man kann davon ausgehen, dass jede Initiation aus mehreren Phasen bestand und dass mindestens ein todesähnliches Erlebnis dazugehörte.

Hans-Dieter Leuenberger nennt fünf Phasen der Initiation, die höchstwahrscheinlich in allen antiken Kulturen durchlaufen wurden:
1. Die Vorbereitung
2. Die Reinigung
3. Die Entäußerung
4. Die Orientierungslosigkeit im Dunkel
5. Die Erweckung des Lichtes und die Auferstehung zu neuem Leben.[11]

In der Vorbereitungsphase ging es vor allem darum, auf ein Zeichen der Göttin Isis zu warten, auf eine Vision. Das könnte man heute am ehesten mit einer Phase der Zurückgezogenheit und der Meditation vergleichen, in der man auf Inspiration wartet.

Die Phase der Reinigung diente nicht nur der Reinigung des Körpers, sondern auch der Befreiung des Bewusstseins von allem Störenden und Verunreinigenden.

In der Phase der Entäußerung stand das Abschiednehmen im Vordergrund. Der Suchende sollte alles loslassen, was in seinem Leben bisher großen Wert und eine besondere Bedeutung gehabt hatte. Es ging im Prinzip darum, ihn darauf vorzubereiten, dass er bei seinem Tod alles Irdische würde zurücklassen müssen. Denn in der nächsten Phase der Initiation sollte er etwas durchlaufen, was dem Tod sehr nah kam oder auch dem »Abstieg zur Hölle«. Er, der später einmal Priester, Magier und Arzt, in welcher Reihenfolge auch immer, werden wollte, lag nun erst mal drei Tage und Nächte oder auch länger in einem absolut dunklen Sarkophag aus kaltem Stein und konnte sich jetzt bestimmt sehr gut vorstellen, was der Priester, der ihn hierher gebracht hatte, meinte, als er sagte, es ginge bei der Initiation darum, für die Welt und seine eigene Vergangenheit zu sterben. Hier, in der absoluten Dunkelheit und Orientierungslosigkeit war nichts weniger vonnöten, als das innere Licht zu entfachen, das danach nie mehr verlöschen sollte. Man kann sich gut vorstellen, was mit denen passierte, denen dies nicht gelang.

Wer den todesähnlichen Zustand im Sarkophag ohne geistigen und körperlichen Schaden überstanden hatte und nach Tagen in absoluter Dunkelheit zum ersten Mal wieder das Licht sah, war im wahrsten Sinne des Wortes von den Toten auferstanden und konnte ein ganz neues Leben in einem neuen Bewusstseinzustand beginnen. Er war sozusagen ein Zweimalgeborener, dessen inneres Feuer von niemandem mehr zum Verlöschen gebracht werden konnte. Und es ist wahrscheinlich, dass ein so ausgebildeter Arzt seinen Patienten etwas geben konnte, das über das reine Beobachten und Behandeln des physischen Körpers hinausging. Götter oder zumindest Halbgötter (in Weiß?) waren solche Menschen in den Augen der nicht Eingeweihten, doch nur sie selbst wussten, was es bedeutete, »unsterblich« zu sein. Der antike Schriftsteller Plutarch (45–125 nach Christus), wahrscheinlich selbst ein Eingeweihter, schrieb: »Im Augenblick des Todes erfährt die Seele die gleichen Eindrücke wie diejenigen, welche in die großen Mysterien eingeweiht werden.« Wie Leuenberger ausführt, fand in diesem Moment die sogenannte »Übertragung der Kraft« statt, »die von nun an das Menschsein des Neophyten zu einer unauflöslichen Ganzheit zusammenband und ihn zu einer unsterblichen Individualität über alle weiteren Inkarnationen hinweg werden ließ«.[12] Das war auch der ursprüngliche Hintergrund der Mumifizierung: die Individualität dieser Ganzheit Mensch (Körper, Seele und Geist) über alle weiteren Inkarnationen hinweg zu erhalten.

Doch was bedeutete dies für das weitere Leben in dieser Inkarnation und vor allem für die praktische Arbeit eines ägyptischen Arztes? Er war ja immer noch ein Mensch, und noch dazu einer, der sich ständig mit Krankheit, Leid und Elend auseinandersetzen musste. Pest, Parasiten, Krebsgeschwüre, Staublunge, Steine in der Leber … Das sind nur einige der Probleme, die in den medizinischen Papyri erwähnt werden, und all das klingt keineswegs so, als hätte es sich ein ägyptischer Priesterarzt leisten können, nicht mit beiden Beinen auf dem Boden der Wirklichkeit zu stehen. Aber im Unterschied zur Wirklichkeit des nicht Eingeweihten hatte seine Wirklichkeit mehr Dimensionen, denn er war sich bewusst, dass er ein Teil des kosmischen Urgrunds war, der göttlichen Matrix oder wie immer wir das heute nennen, als Mikrokosmos Mensch ein Abbild des Makrokosmos – wie oben, so unten. Den medizinischen Papyri können wir entnehmen, dass die altägyptischen Ärzte die Krankheiten in drei Kategorien unterteilten:

1. Krankheiten, die man bekämpfen will.
2. Krankheiten, die man behandeln will.
3. Krankheiten, die man nicht behandeln kann.

Bei letzteren war klar, dass mit menschlicher Kunst allein nichts mehr auszurichten war. Dies zu erkennen und von vornherein zuzugeben ist eine sehr weise Einstellung, die dazu führt, dass man die eigenen Grenzen sieht und dennoch nicht aufgibt, weil man ja immer noch die Verbindung zu etwas Höherem aktivieren kann. Derjenige, dem es gelingt, einen Patienten von einer Krankheit zu heilen, die man eigentlich gar nicht behandeln kann, ist in den Augen Außenstehender ein göttliches Wesen. Doch wer genau hinschaut, erkennt noch nach Jahrhunderten, dass hinter diesem Wunder auf Seiten des Heilers eher Demut steht als Selbstüberschätzung.

Die Medizin im Griechenland der Antike

Das, was wir heute gemeinhin unter der antiken griechischen Kultur verstehen, begann um 1000 vor Christus als Staatenverband rund um das ägäische Meer. Davor hatte es bereits andere Hochkulturen in der Ägäis gegeben: die minoische Kultur auf Kreta und die mykenische auf dem Peloponnes. Die in Mykene lebenden Achäer waren ein ausgesprochen kriegerisches Volk, das zunächst Kreta eroberte und bald das gesamte Mittelmeergebiet beherrschte. Ihr berühmtester Kriegszug war der Kampf um Troja, den der sagenumwobene Homer in seinen beiden Hauptwerken *Ilias* (der Kampf um Troja) und *Odyssee* (die anschließenden Irrfahrten des Odysseus) beschreibt. In diesen beiden Epen, vor allem aber in der *Ilias* erscheint Apollon – später einer der zwölf Hauptgötter des griechischen Pantheon – unter anderem als »der heilbringende Arzt«. »Unter anderem« muss betont werden, denn dieser Arzt heilt nicht nur Krankheiten und schließt tödliche Wunden, er bringt sie auch. Und er ist parteiisch wie ein Mensch. Er schickt beispielsweise die Pest ins Lager der Griechen, weil er für die Trojaner ist und sich an den Griechen rächen will. Er ist ein strafender und Verderben bringender Gott – der »Fernhintreffer« und »der mit dem Silberbogen Schießende«. Aber gleichzeitig ist er auch der, welcher das Übel abwehrt. Später kennt man ihn eigentlich nur noch als strahlende Lichtgestalt, als Gott des Frühlings, der sittlichen Reinheit, der Mäßigung, der Musik und der Poesie, aber in der *Ilias* verkörpert er beide Seiten der Medaille – und ist vielleicht gerade deshalb ein so überaus heilbringender Arzt: *Apollon Epikurios,* der Gott der Heilkunst. Die Gabe der Weissagung, über die er ebenfalls verfügt, ist sozusagen eine Drachentötertrophäe. Dadurch, dass Apollon den Schlangendrachen Phyton an seinem Wohnort Delphi tötet, übertragen sich dessen hellseherische Fähigkeiten auf ihn und diesen Ort, der als Orakelstätte berühmt werden sollte.

Mit Koronis, der sterblichen Tochter des Königs Phlegyas, zeugt Apollon einen Sohn: Asklepios (lat.: Aesculapius, dt.: Äskulap). Und weil Koronis stirbt, bevor sie das Kind zur Welt bringen kann, wird Asklepios von Hermes dem

Götterboten aus dem Leib seiner toten Mutter geschnitten und zu dem heilkundigen Kentauren Cheiron gebracht. Der unterweist ihn in jener Heilkunst, die er von Apollon selbst gelernt hat. Was war das für eine Heilkunst? Medizinhistoriker sprechen in diesem Zusammenhang von einem *theurgischen* Krankheitskonzept, also von der Vorstellung, dass Krankheit eine Strafe der Götter ist. Man kann es aber auch anders verstehen: Der Mensch hat die Krankheit durch seine, wider die eigene Natur gerichtete Lebensweise selbst verursacht, denn die Götter sind nichts anderes als Aspekte der Natur. Das System Mensch ist aus dem Gleichgewicht geraten, und Heilung muss nun darin bestehen, dieses Gleichgewicht wiederherzustellen und das Chaos neu zu ordnen. Dies wird durch den Schlangenstab symbolisiert, mit dem nicht nur Asklepios dargestellt wird, sondern sehr oft auch Apollon selbst. Der berühmte Apollon von Belvedere (Vatikanische Museen) stützt sich beispielsweise auf einen senkrecht stehenden Baumstumpf, an dem sich eine Schlange empor windet. Mit einem solchen Stab gibt man der Schlange, die zunächst als mehr oder weniger »planloses Knäuel« am Boden liegt, eine Orientierung und eine innere Ordnung. Der Stab steht senkrecht und bildet daher die Verbindung zwischen Himmel und Erde.

Auch Asklepios wird in der *Ilias* erwähnt. Homer bezeichnet ihn als »unvergleichbaren Arzt« und erwähnt auch seinen Sohn Machaon, der seinen Dienst vor den Toren Trojas verrichtete. Der Kult des Asklepios breitete sich rasch aus, und um 200 vor Christus gab es vor den Toren vieler griechischer Städte einen Asklepios-Tempel. Darüber, dass die Heilung vor den Toren der Städte stattfand, mag man sich wundern, aber wenn man bedenkt, dass es darum ging, den Menschen von seinem alten, wenig gesunden Weg abzubringen und auf einen ganz neuen, gesünderen Weg zu führen, scheint die kurzfristige Isolation nur logisch. Die Patienten schliefen im inneren Tempelbezirk. Im Traum erschien ihnen der Arzt und gab ihnen wichtige Hinweise zur Stärkung ihrer Selbstheilungskraft.

Es gibt aber noch einen anderen Grund für das Praktizieren außerhalb der Städte. Asklepios gehörte ursprünglich zu den chthonischen Gottheiten und war vermutlich Angehöriger eines jener Volksstämme, die von den kriegerischen Einwanderern nach und nach besiegt und verdrängt wurden, ein schamanischer Heiler, wie einige Forscher vermuten. Andere Hinweise führen in die gleiche Richtung: die Schlange als Attribut, die Erziehung durch ein halb menschliches, halb tierisches Wesen und die seltsame Geschichte vom magisch heilkräftigen Blut der Gorgone Medusa, mit dem Asklepios einen Toten wieder zum Leben erweckt haben soll. Das war den olympischen Göttern dann doch zuviel der magischen Heilkraft. Zeus fürchtete, dass bald kein Mensch mehr sterben würde, und schleuderte einen tödlichen Blitz auf Asklepios. Dies zog einen beachtlichen Rachefeldzug nach sich. Apollon rächte sich, Zeus strafte ihn dafür, und so weiter … Dies alles zu erzählen, würde den Rahmen dieses Buches sprengen. Asklepios wurde jedenfalls zum Schutzpatron der Ärzte und zur Kultfigur des Heilwesens erklärt, und seine Nachfahren erlangten als Asklepiaden Berühmtheit, nicht zuletzt durch einen aus ihren Reihen: Hippokrates von Kos. Auf ihn werden wir gleich noch zu sprechen kommen.

Die Quellen der abendländischen Kultur liegen in Milet. Dort begann die philosophische und wissenschaftliche Tradition, die uns noch immer prägt – wenngleich wir heute manches anders verstehen, als es damals gemeint war. Das griechische Wort »Theorie« etwa bedeutete ursprünglich »Schaulust« im Sinne von Wissbegier. Theoretische Dispute waren also alles andere als »graue Theorie« oder dröges Bildungsbürgertum. Angehäuftes Wissen spielte hier mit Sicherheit eine deutlich geringere Rolle als der staunende, unvoreingenommene Blick auf die Welt, das *Thaumazein* (griechisch = Verwunderung). Es ging in diesen Gesprächen unter Freunden immer darum, unterschiedliche Ideen unvoreingenommen zu diskutieren und alles möglichst gründlich zu erforschen. Das Ziel dieser Diskussionen war kein geringeres, als die universale Ordnung – den Makrokosmos – zu verstehen, während man den Menschen als Mikrokosmos sah und interpretierte. In diesem philosophischen Umfeld ist auch die Medizin dieser Zeit zu sehen. Die ersten ionischen Naturphilosophen waren auf der Suche nach einer einzigen Ursubstanz des Universums. Thales von Milet (ca. 624–546 vor Christus) soll gesagt haben: »Alle Dinge sind aus Wasser entstanden.«

Anaximander (ca. 610–547 vor Christus) war der Ansicht, die Ursubstanz könne nicht aus einem einzigen Element bestehen. Er hielt das stofflich unbestimmte *Ápeiron,* das »Unbegrenzte« bzw. »Unermessliche« für den Ursprung allen Seins und war der Ansicht, daraus entstehe die Welt und dahin kehre sie auch zurück. Aus diesem Unbegrenzten, Ewigen, so meinte er, hätten sich Feuer und Wasser abgesondert und aus dem Kampf zwischen Hitze/Trockenheit und Kälte/Nässe sei alles entstanden.

Anaximenes (ca. 585–526 vor Christus) hielt die Luft für den unbegrenzten, ewigen Urstoff und war der Ansicht, dass aus ihr alles entstehe, und zwar durch Verdichtung (Wasser, Gestein) und Verdünnung (Feuer). Die Vorstellung vom Kosmos als einem wohlgeordneten, harmonischen Ganzen, das sich zwar permanent verändert, aber dennoch ewig ist, geht auf Anaximenes zurück.

Heraklit von Ephesos (520–460 vor Christus) vertrat eine von allen herkömmlichen Vorstellungen verschiedene Einsicht in die Weltordnung und übte harsche Kritik an der oberflächlichen Realitätswahrnehmung der meisten Menschen. Ein sehr interessantes Phänomen ist, dass Heraklit von sehr vielen späteren Autoren zitiert wird und immer noch »in Mode« ist, obwohl ihn schon seine antiken Zeitgenossen wegen seiner schwer zu entschlüsselnden Botschaften den »Dunklen« genannt haben. Was später auf die ebenso kurze wie populäre Formel *panta rhei* (»alles fließt«) gebracht wurde, ist ein wichtiges Thema seiner Philosophie: der natürliche Prozess des beständigen Wandels, der vordergründig Gegensätzliches zu einem übergeordneten Ganzen zusammenfasst. Oder anders ausgedrückt: Dinge, die einander zu widersprechen scheinen, sind in Wirklichkeit nur die beiden Seiten derselben Medaille oder zwei Aspekte einer Situation. Ein Weg der nach oben führt, führt natürlich auch nach unten, und die Idee des Guten macht keinen Sinn, wenn es nicht auch das Böse gibt. Alles fließt und bleibt doch erhalten, denn alle Dinge, die Natur und natürlich auch der Mensch wandeln sich nach Gesetz und Maß, nach einem grundlegenden Prinzip – und das gilt es zu begreifen.

Die Idee von der Notwendigkeit eines Gleichgewichts zwischen gegensätzlichen Komponenten fand auch Eingang in die Medizin. Nach Alkmaion von Kroton (Ende 6. bis Anfang 5. Jahrhundert vor Christus) ist Gesundheit vorhanden, wenn die Gegensätze in Harmonie, sprich, im Gleichgewicht sind. Krankheit entsteht, sobald eine Kraft die Oberhand gewinnt – und das kann auch die scheinbar

»gute« Kraft sein. Ähnliche Vorstellungen gibt es auch in der traditionellen chinesischen Medizin (TCM), wo beispielsweise vor zuviel Freude gewarnt wird, denn die kann schnell in Hysterie umschlagen. Alkmaion erkannte das Gehirn als das psychische Zentralorgan (dafür hatte man bis dahin das Herz gehalten) und die Poren der Haut als zusätzliche Atmungsorgane.

Mit Hippokrates von Kos (ca. 460–370 vor Christus) betrat ein Mann die Bühne der griechischen Medizin, der zum bis heute bekanntesten Arzt der Antike werden sollte. Er stammte, wie oben schon erwähnt wurde, aus dem Ärztegeschlecht der Asklepiaden und hatte als wandernder Arzt weite Teile Griechenlands und Kleinasiens bereist. Das hatte ihm sicher genügend Gelegenheit gegeben, sein Wissen zu erweitern und anzuwenden – und dabei handelte es sich bestimmt nicht nur um intellektuell akademisches Wissen.

Oft findet sich im Schrifttum der Moderne der Hinweis, die hippokratische Medizin habe sich vom »Übernatürlichen« unabhängig gesehen und ausschließlich auf Naturwissenschaft und klinischer Beobachtung aufgebaut, soweit es eben den Kenntnissen und Möglichkeiten der damaligen Zeit entsprochen habe. Wer so etwas sagt, hat die mindestens 61 Schriften, die als *Corpus Hippocraticum* bekannt sind, entweder nicht aufmerksam genug gelesen oder nicht genügend hinterfragt. Da gibt es beispielsweise die Schrift über »die heilige Krankheit«, deren Verfasser (ob es Hippokrates selbst war oder einer seiner Schüler, ist nicht geklärt) sich gegen den Volksglauben wendet, diese Krankheit (Epilepsie) sei von den Göttern geschickt und daher heilig, sprich: nicht natürlich erklärbar und demnach auch nicht mit den gleichen natürlichen Mitteln heilbar wie andere Krankheiten. Im ersten Kapitel »Polemik gegen die magische Auffassung und Behandlung der Epilepsie« wird denn auch harsche Kritik an denen geübt, »die zuerst diese Krankheit für heilig erklärt haben«: »Diese Menschen nahmen die göttliche Macht als Deckmantel ihrer Ratlosigkeit, weil sie nicht wussten, wie sie den Kranken helfen sollten. Indem sie passende Gründe dafür angaben, suchten sie sich mit ihren Heilmethoden zu sichern.« Ein paar Zeilen weiter werden magische Praktiken, die sicher Eindruck auf die Unwissenden machten, als das entlarvt, was sie sind – Menschenwerk: »Denn wenn ein Mensch mit Zauberei … den Mond vom Himmel holen, die Sonne verfinstern und Sturm und gutes Wetter machen kann, so glaube ich nicht, dass etwas hiervon göttlich ist …; wird hierbei doch die Kraft des Göttlichen von menschlicher Einsicht überwältigt und unterjocht.« Hier ist keine Rede davon, dass Hippokrates sich vom »Übernatürlichen« oder gar vom Göttlichen abgewandt hätte und auch nicht davon, dass er irgendeinem Gott die Schuld an dieser oder anderen Krankheiten gegeben hätte. Vielmehr sagt er: »Ich allerdings glaube nicht, dass eines Menschen Leib von dem Gott befleckt wird … Das Göttliche ist es doch, das die größten und ruchlosesten Verfehlungen entsühnt und reinigt und von uns abwäscht.«[13]

Wer heute sagt, Hippokrates habe die Medizin als Wissenschaft begründet und sich radikal von den »überkommenen magisch-religiösen« Vorstellungen seiner Vorgänger abgewandt, verkennt gleich mehrere Dinge auf einmal:

> Hippokrates stammte aus dem Ärztegeschlecht der Asklepiaden, hatte also selbst »magisch-religiöse« Wurzeln und wahrscheinlich sogar besondere Heilkräfte.

> Offenbar hatte er aber auch verstanden, worum es bei dieser Art des Heilens letztlich ging, nämlich eher dar-

um, die Selbstheilungskraft des Patienten anzuregen und seine innere Ordnung wiederherzustellen, als ihm Angst vor der Rache der Götter einzujagen und ihn mit magischem Brimborium zu beeindrucken. Denn nicht die Götter hatten ihm seine Krankheit geschickt. Vielmehr hatte er, der Patient, sie durch eine unausgewogene, nicht zu ihm passende Lebensweise selbst verursacht.

> Die pathologischen Vorstellungen der Hippokratiker, so heißt es, hätten heute nur noch historischen Wert. Mit anderen Worten: Die Vorstellung, dass Krankheiten durch ein Ungleichgewicht der vier Körpersäfte (Blut, Schleim, schwarze und gelbe Galle) entstehen, ist wissenschaftlich nicht mehr auf dem neuesten Stand. Sie war also auch nur ein Erklärungsmodell, genau wie das *theurgische* Modell der Asklepiden. Doch wer sagt eigentlich, dass unsere modernen Erklärungen, unsere allerneuesten pathologischen Vorstellungen nicht auch nur Modelle sind?

Viel wichtiger als all diese pathologischen Modelle scheint mir die dahinter stehende Weltanschauung der Hippokratiker, die in dem folgenden Text zum Ausdruck kommt:

»Es geht alles, Göttliches und Menschliches, hin und her im Wechsel … Alles ist dasselbe und nichts dasselbe. Was Licht ist dem Zeus, ist Finsternis dem Hades, was Licht ist dem Hades, ist Finsternis dem Zeus … Was die Menschen tun, das wissen sie nicht, was sie aber nicht tun, das glauben sie zu wissen. Was sie sehen, erkennen sie nicht, und trotzdem geschieht ihnen alles durch göttliche Notwendigkeit … Alles, was da ist, so auch die Seele des Menschen und sein Körper … wird in seine Ordnung gebracht. Es gehen in den Menschen ein Teile von Teilen, Ganzes von Ganzem, in einer Mischung von Feuer und Wasser, das eine um zu nehmen, das andere um zu geben ...«[14]

Hier klingt an, dass Hippokrates den Menschen weniger als in sich eingegrenzte Einheit sah, sondern als Teil eines Ganzen, als fließendes System in anderen fließenden Systemen, als Mikrokosmos im Makrokosmos. Wollte der Mensch im Gleichgewicht sein, musste er für den Ausgleich dieser Einflüsse Sorge tragen, wozu ihm Gedanken- und Gefühlskontrolle sowie eine sinnvolle Einteilung von Essen und Trinken, Wach-, Schlaf- und Sexualverhalten dienen konnten. Das gesunde Maß, das Verhältnis der unterschiedlichen Energien untereinander, das ausgeglichene Fließen war Richtschnur und zentrales Anliegen jeder Heilung. So maß sich denn auch der Begriff vom Ungleichgewicht der Energien am Phänomen des Gesunden, und erst viele Jahrhunderte später wurde jede Abweichung vom energetischen Gleichgewicht zur Krankheit erklärt. Der ganze Bedeutungskomplex vom Ungleichgewicht der seelischen und körperlichen Energien verlagerte sich zur reinen Krankheitslehre. Der moderne Mensch wird pathologisiert, sprich: für krank erklärt, sobald Abweichungen vom ausgeglichenen Fließzustand bei ihm auftreten. Entspricht er nicht den zeitgemäßen Idealen von Schönheit und Stärke, Jugend und Erfolg, versucht ihm die Gesellschaft oder er sich selbst das Siegel des Krankhaften aufzudrücken. In direkter Folge wird er medikalisiert, denn das heute herrschende Medizinsystem versucht Störungen menschlichen Funktionierens mit Medikamenten zu kompensieren – möglichst schnell und effektiv. Ein typisches Beispiel ist der zeitgenössische Umgang mit dem komplexen Burn-out-Syndrom.

»Heilwerden und Heilen als menschliche Ziele fußen auf der nährenden weiblichen Heilenergie in Synergie mit der dynamisierenden, männlichen Heilenergie. Die Entfaltung der Heilpotenziale geht mit der eigenen Entwicklung einher und vollendet sich in der spirituellen Sphäre«, schreibt Anni Berner-Hürbin.[15] Dementsprechend interpretiert sie – im Einklang mit anderen Autoren – den *hippokratischen Eid* als codierten, rituellen Text überwiegend mystischen und spirituellen Charakters. Geleistet wurde dieser Eid von Anwärtern auf den Arztberuf im Rahmen der rituellen Initiation, die wohl im Heiligtum des Asklepios auf der griechischen Insel Kos stattfand. Hippokrates betrieb dort zumindest zeitweise eine Ärzteschule.

Es würde den Rahmen dieses Buches sprengen, den ganzen Eid zu analysieren, deshalb beschränke ich mich darauf, den ersten Vers zu erläutern.

»Ich schwöre und rufe Apollon den Arzt, und Asklepios und Hygieia und Panakeia und alle Götter und Göttinnen zu Zeugen an, dass ich diesen Eid und diesen Vertrag nach meiner Fähigkeit und nach meiner Einsicht erfüllen werde.«[16]

Apollon wird hier als lichtvoller Heiler (»Arzt«) angesprochen, Asklepios als die männlich anregende Yang-Heilkraft, seine Tochter Hygieia als die nährende Yin-Heilkraft und Panakeia, ebenfalls eine Tochter des Asklepios, als die heilmittelkundige Allheilerin.[17] Der Arzt ist also nicht auf sich allein gestellt. Er arbeitet nicht nur aus eigener Kraft, sondern hat mächtige Helfer, die ihm bereitwillig zur Seite stehen, wenn er die Anforderungen erfüllt, die Hippokrates an einen Arzt stellt: geordnete Lebensführung, besonnener Charakter, persönliche Integrität und die Bereitschaft, sich Diagnose und Therapie für jeden Patienten durch Beobachtung und Befragung systematisch zu erarbeiten, indem er auch dessen jeweilige Lebensumstände und seelische Situation einbezieht.

Die pathologischen Vorstellungen der Hippokratiker mögen nicht mehr aktuell sein, ihre Ethik ist es nach wie vor. Die konservative Medizin bezeichnet Hippokrates seit Jahrhunderten als den Stammvater aller Ärzte und sieht ihn als Begründer der heute in der westlichen Kultur vorherrschenden, auf den materiellen Organismus bezogenen Medizin. Ganz zweifellos übersehen wir dabei den energetischen und vor allem ganzheitlichen Hintergrund seines medizinisch-philosophischen Gesamtkonzeptes. Ich möchte der heutigen Medizin wünschen, dass sie sich mit der erforderlichen Konsequenz des wirklich umfassenden Erbes hippokratischer Heilkunst wieder bewusst wird – im Interesse der umfassenden Ganzheit unserer westlichen Medizin und Kultur.

Paracelsus

Philippus Bombastus Theophrastus von Hohenheim (1493–1541), der sich später Paracelsus nannte, gilt als der große Arzt der beginnenden Neuzeit.

Die Schwerpunkte dessen, was aus seinem Schaffen und Denken noch heute von Bedeutung ist, lassen sich wie folgt zusammenfassen:

> Er liefert uns Anhaltspunkte und Hinweise für eine Be-Seelung der Welt,

> zeigt uns die Ebenen auf, die wir in unsere Betrachtungsweise des Menschen (und seiner Situation in der heutigen Zeit) miteinbeziehen müssen,

> macht den Ärzten deutlich, wie sie ihren Patienten und auch sich selbst angesichts kulturbedingter Defizite, bestehender Unsicherheiten und zunehmender Sinnsuche

durch Einbeziehung der geistigen und spirituellen Wurzeln helfen können.

Die Wende zwischen dem 15. und dem 16. Jahrhundert war eine Zeit der großen Veränderungen, eine politisch wie kulturell und religiös unruhige Epoche, eine Zeit der Entdeckungen, Erfindungen und Reformbewegungen – eine Zeit, in der das Wissen geradezu explodierte. Ein Jahr vor Paracelsus' Geburt hatte Christoph Kolumbus Amerika entdeckt. Rund 40 Jahre davor hatte Johannes Gutenberg den Buchdruck mit beweglichen Metall-Lettern erfunden. Und 1517 – da war Paracelsus 24 – machte ein gewisser Martin Luther seine 95 Thesen gegen den Ablasshandel öffentlich und sorgte damit letztendlich für die Spaltung der Kirche. Paracelsus sollte für die Medizin ein ähnlich stürmischer und nachhaltiger Reformator werden wie Martin Luther für den kirchlichen Bereich.

Dabei sieht es zunächst alles andere als rosig für ihn aus. Er verbringt seine Kindheit in Egg, einem winzigen Dorf in der Nähe des Wallfahrtsortes Einsiedeln in der Schweiz, wo sein Vater Landarzt ist. Aber die Leute sind arm, und entsprechend verdient auch der Arzt kaum genug, um seine Frau und seinen Sohn zu ernähren. Als der Junge zehn Jahre alt ist, stirbt die Mutter. Der Vater zieht ihn allein groß und ist auch sein erster Lehrer in Biologie, praktischer Medizin und Naturphilosophie. Einigen Quellen zufolge soll Paracelsus bereits im Alter von 16 Jahren in Basel Chirurgie, Alchemie und Medizin studiert haben. Wegen eines Streites mit den Behörden habe er jedoch Basel verlassen müssen und sei daraufhin nach Italien gegangen. Sicher ist jedenfalls, dass er um 1515 an der Universität von Ferrara promovierte.

Doch wie war es damals um die etablierte Medizin bestellt? Neben den akademisch ausgebildeten Ärzten gab es approbierte »Heiler« aller Couleur – Bader, Hebammen, Wundärzte, Apotheker – und außerdem auch noch Heiler, die über gar keine Approbation verfügten. Die Ärzte mit Universitätsausbildung hatten vor allem die Medizin von Hippokrates und Galen studiert. Die herrschende Krankheitslehre war die sogenannte Humoralpathologie oder Viersäftelehre: Man sah die Krankheit als Störung im Gleichgewicht der vier Körpersäfte Blut, Schleim, schwarze Galle und gelbe Galle. Der Verlauf der Krankheit, die meist fieberhaft oder entzündlich verlief, entschied sich in der »Krise«, sprich: auf dem Höhepunkt der Krankheit. Dort zeigte sich, ob der Organismus ihr gewachsen war oder ob er im Kampf gegen sie unterlag. Dann starb der Patient.

Daneben gab es schon seit dem späten Mittelalter eine Alternative: die medizinische Alchemie. Ihre Vertreter setzten alchemistisch gereinigte Heilmittel ein, von denen sie behaupteten, sie wirkten durchgreifender und letztlich besser als die alten Naturheilmittel. Außerdem favorisierten sie metallische und mineralische Medikamente. Paracelsus stand zwar unter dem Einfluss dieser Richtung, aber auch hier beanspruchte er eine Sonderstellung. Seine Weiterbildung nahm einen für die damalige Zeit recht ungewöhnlichen Verlauf: Von 1516–1524 befand er sich auf Wanderschaft durch ganz Europa – sicher nicht im Sinne der üblichen akademischen Reisen, bei denen man zu Studienzwecken an verschiedenen Universitäten Zwischenstation machte. Vielmehr spricht einiges dafür, dass diese Wanderschaft etwas mit innerer Unrast und widrigen Umständen zu tun hatte. Paracelsus hatte außerdem die Eigenschaft, sich immer wieder mit Obrigkeiten und Kollegen anzulegen – ein

Thema, das sich wie ein roter Faden durch sein ganzes Leben zieht. Seine Reise führte ihn jedenfalls durch Sizilien, Barcelona, Lissabon und Paris. Von dort setzte er nach England über, reiste weiter in die Niederlande, nach Schweden, Preußen, Litauen, Russland und durch den Balkan. Er selbst betont, dass er in dieser Zeit nicht nur bei ärztlichen Lehrern Erfahrungen gesammelt habe, sondern auch bei Badern, Feldscheren, Schwarzkünstlern und Alchemisten, in Klöstern und bei den einfachen Leuten. Ein Trend zur Volksmedizin ist bei Paracelsus unverkennbar. Er scheint sich jedenfalls in keiner Weise zum medizinischen Establishment seiner Zeit hingezogen gefühlt zu haben. Im Gegenteil: Er habe sich mehrmals vorgenommen, der ärztlichen Kunst den Rücken zu kehren, schreibt er, aber eingedenk seines christlichen Auftrages, den Kranken zu helfen, sei er der Heilkunst dann doch treu geblieben.

1526, also im Alter von 33 Jahren, wurde Paracelsus als Stadtarzt und Medizinprofessor nach Basel berufen. Als Affront gegen die akademischen Meinungsträger trug er in seinen Vorlesungen nicht den üblichen Talar, sondern die Lederschürze des Alchemisten, und statt des Lateinischen bediente er sich der deutschen Sprache. Damit provozierte er gleich zu Beginn seiner Lehrtätigkeit einen Skandal.

Er wolle nicht die Medizin eines Galen oder Hippokrates verkünden, erklärte er. Er sei vielmehr der Ansicht, das Geheimnis um Krankheit und Heilung lasse sich nur durch Erfahrung wirklich entschlüsseln. Außerdem hielt er Krankheit in wesentlichen Anteilen für spirituell begründet. Er vertrat eine gänzlich neue Krankheitslehre: Krankheiten würden, so meinte er, durch Störung der wesenseigenen Spiritualität oder durch äußere Einflüsse hervorgerufen. Im Zentrum seiner Auffassung vom Funktionieren beziehungsweise von den Störungen des menschlichen Organismus standen die Grundsubstanzen Silber, Quecksilber und Salze. Er sprach auch von einer *Vis vitalis,* einer Lebenskraft, welche die Vorgänge im Körper lenke und den Menschen am Leben erhalte. Das erinnert an die etwa dreitausend Jahre alte Vorstellung vom Chi in der traditionellen chinesischen Medizin.

Die Medizin des Paracelsus fußte auf Natur- und Gotteserkenntnis. Er forderte einerseits klinische Befunde als Grundlage des ärztlichen Arbeitens und anderseits die Betrachtung des großen Zusammenhangs zwischen Mikrokosmos (menschlichem Organismus) und Makrokosmos. Für ihn war der materielle Körper nur ein Teil des zu großen Teilen unsichtbaren Gesamtkörpers, wozu nach Paracelsus der Äther-, der Mental-, der Astral- und der Kausalkörper gehören. Nicht fragmentarisches Wissen und Handeln müsse zur Geltung gebracht werden, sagte er, sondern das Verständnis von Zusammenfluss und Einheit. Das entsprach den Grundüberzeugungen der damals vorherrschenden philosophischen Mystik.

Den gleich bei seiner Antrittsvorlesung herbeigeführten Skandal heizte Paracelsus noch mehr an, als er am 24. Juni 1527 einige Schriften des römischen Arztes Galen und die Bibel der zeitgenössischen Medizin, Avicennas *Canon medicinae,* verbrannte. Angesichts dessen ist es kaum verwunderlich, dass er nur elf Monate in Basel bleiben konnte und dass er die Stadt sozusagen auf der Flucht vor jenen Problemen verlassen musste, die er sich selbst durch sein stürmisches, auf Widerspruch bedachtes Wesen eingehandelt hatte. Man könnte auch sagen: durch seine Neigung, eindeutig zu seinen Überzeugungen zu stehen.

Paracelsus war also ein Quertreiber, der sich sowohl unter Ärzten und Apothekern als auch im Kreis seiner Professorenkollegen viele Feinde schuf, aber er brachte auch vollkommen neue Sichtweisen in das medizinische Denken seiner Zeit ein. Und er begründete eine Lehre, die auf chemischen Prinzipien sowie auf den Elementen Salz, Schwefel und Quecksilber aufbaute. Das Wesentliche dieser Substanzen sah Paracelsus allerdings weniger in ihrer Stofflichkeit, als in geistigen Prinzipien: Salz entsprach dem Bodenständigen, dem Soliden, Schwefel dem Brennbaren und Quecksilber dem Rauchenden und Flüchtigen. So verknüpfte er Krankheiten mit dem Wesen bestimmter Mineralien und Metalle: Quecksilber, Eisen, Arsen, Blei, Kupfer und Schwefel. Dies war eine höhere Form der bisherigen Alchemie. Es ging nicht um die Umwandlung von Substanzen, etwa um die Verwandlung von Blei in Gold, sondern vielmehr um die Erhöhung niederer Stoffe in geistige Strukturen. Paracelsus machte Störungen in den einzelnen Organen für die Krankheiten verantwortlich, Störungen im geistigen Bereich und in der Emotionalität sowie Abweichungen von der Natürlichkeit und von gesunden Verhältnissen der individuellen Umwelt.

Die Medizin basiert nach Paracelsus wesentlich auf unsichtbaren spirituellen Kräften, die eine Verbindung zwischen Menschlichem und Göttlichem herstellen, wobei er auch den Kosmos nicht nur naturwissenschaftlich verstand, sondern auch als von höchsten geistigen Kräften geschaffen und belebt sah. Gesundheit und Krankheit hatten seiner Ansicht nach nicht nur etwas mit der materiellen Ebene eines Organismus zu tun, sondern auch mit dem gesamten geistigen Bereich des betreffenden Menschen, der ja, so Paracelsus, noch weit wichtiger sei als seine körperlichen Strukturen. Andererseits ging sein Verständnis vom Leben und vom

Heilen von einer Gesamtschau aus, die auch Wissenschaftliches nicht außer Acht lassen konnte. Bei ihm stand einmal die Spiritualität im Vordergrund, ein andermal waren es Experiment, Erfahrung und Vernunft. Was verstand Paracelsus unter Spiritualität und was unter Vernunft?

Spiritualität heißt in wörtlicher Übersetzung Geistigkeit (*spiritus*, lateinisch für »Geist«). Und diese Geistigkeit können wir bei Paracelsus auf das beziehen, was oberhalb von menschlicher Vernunft und Logik angesiedelt ist. Dazu gehört natürlich der gesamte Bereich des Religiösen, aber auch die Vorstellung von einer Be-seelung der Natur. Wir finden hier neuplatonische Auffassungen von der Weltseele *(anima mundi)*, verstanden als die Kraft der Natur, Ausdruck der göttlichen Ordnung, eines schöpferischen Konzeptes, in die Natur der Erde und der Menschennatur eingesenkt, eine Kraft, die uns zum Wachstum befähigt und zum Fühlen und Erkennen aller Dinge.

Sogar die Wissenschaft war bei Paracelsus in diesen Bereich des Spirituellen eingebettet, was sich beispielsweise in seiner Lehre über die Ursachen der Krankheiten zeigt. Er teilte sie ein in:

Ens Astrale (die Einflüsse der Gestirne),
Ens Veneni (vom Körper aufgenommenes »Gift«),
Ens Naturale (Konstitution des Menschen),
Ens Spirituale (Einfluss der »Geister«),
Ens Dei (unmittelbarer Einfluss Gottes).[18]

Für Paracelsus gab es vier Pfeiler oder Teildisziplinen der Medizin, deren Beherrschung für die erfolgreiche Ausübung der ärztlichen Kunst unerlässlich war:

> ❭ Philosophie: »*Einer, der ein Philosoph sein und sich vor Falschem bewahren will, der muss seiner Philosophie*

eine solche Grundlage geben, dass er Himmel und Erde in einem Mikrokosmos zusammenfasst.«

> Astronomie (Wissenschaft von den inneren Gestirnen): *»So nun der Mensch in seiner ganzen Zusammensetzung begriffen werden soll, durch einen jeden Arzt, so wisset jetzt, dass die Astronomie der zweite Grund ist und die obere Sphäre der Philosophie darstellt.«*

> Alchemie: *»Denn die Natur ist so subtil und scharf in ihren Dingen, dass sie nicht ohne große Kunst angewendet werden mag. Denn sie bringt nichts an den Tag, das für sich selbst vollendet wäre, sondern der Mensch muss es vollenden. Diese Vollendung heißt Alchemia.«*

> Proprietas (Redlichkeit): *»Darum soll der Arzt des Volkes Glauben besitzen, so hat er ihn auch bei Gott.«*[19]

Noch heute werden Wissen und Weitblick des Paracelsus als revolutionär eingestuft und er selbst gilt als herausragender Arzt. Er war mit Sicherheit einer der originellsten, effektivsten und bedeutendsten medizinischen Denker. Und er hat uns beeindruckend umfangreiche Werke medizinischen und naturwissenschaftlichen Inhalts sowie astrologisch-astronomische, philosophische und theologische Aufzeichnungen hinterlassen, insgesamt über 10 000 Seiten. Manche seiner Schriften warten noch immer auf ihre Veröffentlichung. Spätere Lehrsysteme wurden durch seine Gedanken angeregt:

Er legte einen Grundstein zur chemischen Pharmakologie. Er beschrieb den Biorhythmus, definierte wesentliche Bausteine des Stoffwechsels, war überzeugt von der Kraft »positiver Gedanken« und appellierte an die Eigenverantwortung seiner Patienten, damit sie bewusst gesund werden konnten.

Ihm ging es weniger darum, die Symptome einer Krankheit zu unterdrücken, als darum, die Ursachen zu erkennen, die zu diesen »Warnsignalen« geführt hatten. Anschließend, so Paracelsus, gelte es, die Selbstheilungskräfte des Körpers anzuregen und zu unterstützen, denn: »Nicht gegen die Natur, sondern mit ihr werden Erfolge erreicht.«

Bei Paracelsus finden wir konkrete und dringend notwendige Anregungen für unsere heutige Medizin. Er praktizierte eine wegweisende Heilkunde, die den Menschen nicht mehr als Summe seiner Organe sah, sondern als Einheit aus Körper, Geist und Seele, eingebettet in die Kraft des großen Geistes, des Schöpfers des Universums und knüpfte damit an das Wissen alter Kulturen an. Er sah den Menschen unter dem Einfluss aller kosmischen Kräfte. Und so finden wir in Paracelsus einen Hüter der umfassenden Ganzheit, die alles im Kosmos miteinander verbindet und die der europäischen Kultur mit der Moderne abhanden kommen sollte.

Mit Sicherheit hat er viele seiner Nachfolger, Ärzte und andere Therapeuten, ermutigt, überlieferte Lehren zu hinterfragen und eingefahrene Gleise zu verlassen. Eine seiner Grundüberzeugungen war, dass nicht nur fragmentarisches Wissen und Handeln vorangebracht werden müssen, sondern auch das Verständnis von Zusammenfluss und Einheit. Aus all dem ist klar ersichtlich: Parcelsus wäre für die heutige Zeit genauso wichtig, wie er zu Beginn der Neuzeit war.

Nach welchen verlorenen Spuren soll unsere Medizin suchen? Nach welchen neuen Inhalten sucht unsere Kultur, die zweifellos vor einer Wende steht? So viele traditionelle Werte sind uns abhanden gekommen und der Mangel, den wir leiden, tritt immer offener zu Tage. Wie konnte es soweit kommen? Auf diese Frage könnten wir erst eine Antwort finden, wenn wir uns die Fortschritte von Naturwissenschaft und Medizin in der Moderne anschauen. War die westliche Kultur im 17. Jahrhundert kurz davor, die Grundlage der umfassenden Ganzheit zu verlieren?

KAPITEL 2
NATUR, MEDIZIN, MODERNE

Gewinn und Verlust

Paracelsus hat uns im 16. Jahrhundert ein philosophisch-medizinisches Lehrgebäude hinterlassen, das auf der Erkenntnis natürlicher und übernatürlicher Phänomene aufbaut. Dieses Lehrgebäude ist in jeder Richtung offen für die weitere geistige Entwicklung der Menschen, für die Integration wissenschaftlicher Erkenntnisse in die Medizin und auch für ein Therapiesystem, das es dem Einzelnen möglich macht, durch sein Bewusstsein und seine Innerlichkeit auf Krankheit und Heilung, Selbstheilungskräfte und Wohlbefinden Einfluss zu nehmen.

In dieses Lehrgebäude hätte auch jene Definition von Gesundheit gepasst, die in der Verfassung der Weltgesundheitsorganisation (WHO), unterzeichnet am 22. Juli 1946, formuliert wurde: »Gesundheit ist ein Zustand des vollständigen körperlichen, geistigen und sozialen Wohlergehens und nicht nur das Fehlen von Krankheit und Gebrechen.«[1]

1986, also rund 450 Jahre nach Paracelsus, wurde dies in der Ottawa-Charta der Weltgesundheitsorganisation (WHO) noch weiter ausgeführt: »Gesundheitsförderung zielt auf einen Prozess, allen Menschen ein höheres Maß an Selbstbestimmung über ihre Gesundheit zu ermöglichen und sie damit zur Stärkung ihrer Gesundheit zu befähigen. Um ein umfassendes körperliches, seelisches und soziales Wohlbefinden zu erlangen, ist es notwendig, dass sowohl einzelne als auch Gruppen ihre Bedürfnisse befriedigen, ihre Wünsche und Hoffnungen wahrnehmen und verwirklichen sowie ihre Umwelt meistern bzw. verändern können. In diesem Sinne ist die Gesundheit als ein wesentlicher Bestandteil des alltäglichen Lebens zu verstehen und nicht als vorrangiges Lebensziel.«[2]

Der Griff nach den Sternen

Zu Beginn der Neuzeit wurde das Wissen um die Natur und die Ordnung von Mikro- und Makrokosmos, also das Wissen über den Menschen und seinen Lebensraum bis in die kosmischen Dimensionen enorm erweitert. Beispielhaft dafür steht *Nikolaus Kopernikus* (1473–1543), welcher der Öffentlichkeit 1543 ein Buch vorstellte, dessen Hauptaussage war, nicht die Erde, sondern die Sonne sei der Mittelpunkt des Universums. *Giordano Bruno* (1548–1600) bestätigte Kopernikus' Berechnungen und vermutete darüber hinaus, das Universum enthalte nicht nur ein einziges System gleich unserer Sonne mit ihren Planeten, sondern viele Systeme dieser Art. Schließlich gesellte sich ein dritter Wissenschaftler hinzu: *Galileo Galilei* (1564–1642), ein bekannter Physiker und Astronom. Er hatte ein Fernrohr entwickelt, das viel weitergehende Beobachtungen zuließ, als bisher möglich gewesen waren. Er revolutionierte das damals bestehende Bild vom Universum, indem er den Erdmond und die Jupitermonde beobachtete und die Aussagen von Johannes Kepler (siehe unten) bestätigte, vor allem dessen Entwurf eines *heliozentrischen* Weltbildes. Damit entkräftete er das *geozentrische* Weltbild (Erde im Mittelpunkt des Universums), das den Lehren der antiken Philosophen Aristoteles und Ptolemäus entsprach und von der Kirche vertreten wurde.

Ein weiterer berühmter Astronom wurde geboren, als Galilei sieben Jahre alt war. *Friedrich Johannes Kepler* (1571–1630) war Naturphilosoph, Mathematiker, Astronom, Optiker und Theologe und brachte alle Voraussetzungen mit, um es in der damaligen Zeit des wissenschaftlichen Aufbruchs zu Ruhm und Ehre zu bringen – solange er sich nicht mit der mächtigen Inquisition anlegte.

1621 erschien der *Abriss der kopernikanischen Astronomie,* in dem Kepler seine Entdeckungen zusammenfasste. Es war das erste Lehrbuch, in dem das heliozentrische Weltbild ausführlich dargelegt wurde. Damit, dass er dieses Weltbild vor der gesamten wissenschaftlichen Öffentlichkeit der damaligen Zeit als physikalische Tatsache darstellte, stieß Kepler sowohl bei der katholischen Kirche als auch bei führenden Persönlichkeiten der erstarkenden protestantischen Seite auf spürbaren Widerstand. Die geistige Atmosphäre war auf Seiten der Kirche von so viel Unsicherheit, Angst und Intoleranz geprägt, dass sich Kepler und seine Familie mehrmals durch Flucht vor Verfolgung retten mussten. Aber bevor ihn die Inquisition verhaften konnte, starb er eines natürlichen Todes.

Ebenso wie Kepler war auch Galilei ein tief gläubiger Mensch, dem darüber hinaus das Wohl seiner Kirche am Herzen lag. Und dennoch war er in einer tragischen Situation. Er hoffte, mit seinen Erkenntnissen die Kirche als damals beherrschende Macht vor einem schweren Irrtum bewahren zu können, aber dieses Bemühen wurde ihm nicht gedankt. Die Inquisition klagte ihn wegen Ketzerei an und unter Androhung der Folter widerrief Galilei seine Lehren. Er wurde begnadigt und für den Rest seines Lebens zu Hausarrest in einem kleinen Ort bei Florenz verurteilt. Einige der zuständigen Kardinäle hatten sich geweigert, das Todesurteil gegen ihn zu unterschreiben, darunter ein Neffe des damaligen Papstes Urban VIII (der 1623 den Papstthron bestiegen hatte und Galilei nicht nur persönlich kannte, sondern ihn auch als Wissenschaftler schätzte).

Die christliche Kirche beherrschte zu dieser Zeit in vielen Ländern Europas Religion, Kultur, Kunst und Wissenschaft. Sie hatte maßgeblichen Einfluss auf die Ernennung von Fürsten, war Großgrundbesitzer, Wächter über Forschung und Wissenschaft und absolut bestimmend in allen Fragen der Lehre und Ausübung des christlichen Glaubens. Die berüchtigte Inquisition, die im Namen der Kirche Menschen folterte und auf dem Scheiterhaufen verbrannte, wachte darüber, dass in Religion, Kultur, Kunst und Wissenschaft nicht vom »rechten Glauben« abgewichen wurde. Freies Denken hatte unter der Inquisition keine gute Konjunktur. Giordano Bruno wurde wegen seiner Lehren über das Universum angeklagt, inhaftiert und gefoltert. Und weil er sich weigerte, seine Lehre zu widerrufen, wurde er verurteilt und auf dem Scheiterhaufen verbrannt.

Dennoch gibt es heute Anzeichen dafür, dass sich schon damals ein Wandel in der Haltung der Kirche anzukündigen begann. Die Meinung zur neuesten Naturwissenschaft scheint damals in den obersten Rängen der Kirchenhierarchie durchaus nicht einheitlich negativ gewesen zu sein. Einflussreiche und mächtige Kirchenleute waren der Überzeugung, man müsse bei der Auslegung der Bibel vorsichtig vorgehen, wenn ein wirklicher Beweis für das heliozentrische Weltbild vorläge. Die Auffassung, Glaube und Wissenschaft seien getrennte Bereiche, fand langsam Anhänger in diesen Kreisen. Denn auch für höchste »Würdenträger«, unter ihnen der Papst selbst, sprach vieles dafür, dass die neuen Wissenschaften die Wahrheit verkündeten.

Die Welt drehte sich weiter (um die Sonne) und die Entwicklung und Verbreitung wissenschaftlicher Erkenntnisse ließ sich auf Dauer nicht mehr unterdrücken. Das 17. Jahrhundert brachte den Menschen in ganz Europa zwar furchtbare Kriege und enorme politische Umwälzungen (etwa durch den Dreißigjährigen Krieg 1618–1648), aber in den Naturwissenschaften und in der Medizin wurden dennoch große Entdeckungen gemacht.

Um 1595 erfand Hans Janssen das Lichtmikroskop. 1616 beschrieb William Harvey den Blutkreislauf. 1676 bestimmte Ole Rømer die Lichtgeschwindigkeit. Mitte des 17. Jahrhunderts erkannte Isaac Newton die Grundlagen der Mechanik. Außerdem machten von sich reden: der Mathematiker und Philosoph René Descartes (1596–1650) und der Philosoph Francis Bacon (1561–1626), dem die Naturwissenschaft eine grundlegende Systematik von Experiment und Beobachtung verdankt.

Der kulturelle Rahmen entsprach zu Beginn der Neuzeit zunächst noch dem, was wir zuvor die umfassende Ganzheit genannt haben. Körper, Geist, Seele und der Glaube an einen göttlichen Urgrund sowie an eine vom Geist durchdrungene und geprägte Natur bildeten ein allumfassendes System für das Leben des Menschen und seine geistigen Grundlagen. Welche Entwicklung, welches neue Paradigma im westlichen Kulturkreis kann stark genug gewesen sein, um diese umfassende Ganzheit schließlich zu demontieren?

Der Philosoph, Mathematiker und Naturwissenschaftler *Rene Descartes* (1596–1650) und der Physiker, Mathematiker, Astronom, Alchemist und Philosoph *Isaac Newton* (1642–1727) sollten für den Einschnitt in die umfassende Ganzheit als Grundlage aller Kultur von entscheidender Bedeutung sein.

Descartes formulierte den Grundsatz: *Im Körper ist nichts, was zum Geist gehört und im Geist nichts, was zum Körper gehört.* Für ihn gab es zwei »Substanzen«, die ohne jeden Bezug nebeneinander existieren, nämlich Geist und Materie (heutiger Begriff für dieses Prinzip = Cartesianischer Dualismus), sowie eine sichere, absolute Wahrheit. Er lehrte: »Alle Wissenschaft ist sicheres, evidentes Wissen. Wir lehnen alles Wissen ab, das nur wahrscheinlich ist und meinen, dass nur die Dinge geglaubt werden sollten, die vollständig bekannt sind und über die es keinen Zweifel mehr geben kann.«[3]

Die Grundmechanismen des Universums glaubte er mit den Prinzipien des logischen Folgerns begreifen zu können und erklärte, er sehe keinen Unterschied zwischen Maschinen, die von Handwerkern hergestellt seien und den Körpern, die allein die Natur zusammengesetzt hat.[4] Der menschliche Körper war für ihn eine Maschine, die es im Störungsfall zu reparieren galt, vergleichbar mit einer gut funktionierenden Uhr (er war leidenschaftlicher Uhrensammler). Auch wenn er davon ausging, dass Gott Materie und Geist geschaffen habe und der Glaube an Gott überhaupt eine grundlegende Größe in seinem Leben war, sah er beides völlig voneinander getrennt. Der menschliche Geist war nicht weniger, aber eben auch nicht mehr als die tragende Grundlage von Intelligenz und Vernunft, geschaffen zum Verstehen und Analysieren der Welt. Er stand absolut im Dienst des Materiellen.

Isaac Newton gilt noch heute als einer der größten Wissenschaftler, die je gelebt haben. Er entwickelte ein rein mechanistisches Weltmodell, das »Newtonsche Modell« im Rahmen der »Newtonschen Physik.« Und dies sind die Grundpfeiler dieser Physik:

> Die Welt als Maschine bewegt sich im dreidimensionalen Raum und in der Zeit.

> Alle Materie ist fest und statisch und besteht aus winzigen Teilchen, die sich nach absolut statischen Naturgesetzen, zum Beispiel den Gravitationsgesetzen, bewegen. Das gilt für einen herunterfallenden Apfel ebenso wie für die Bewegungen eines Planeten; alles Verhalten, alle Abläufe in der Materie sind von den Naturgesetzen festgelegt und vorbestimmt.

Sein wichtigstes Werk veröffentlichte er 1687 unter dem Titel *Philosophia Naturalis Principia Mathematica* (dt.: *Mathematische Prinzipien der Naturlehre*). Hierin entwickelte er das Newtonsche Gravitationsgesetz und die Axiome der Mechanik (Newton-Axiom) und schuf so die Grundlagen der klassischen theoretischen Physik und der »Himmelsmechanik«, die mehr als dreihundert Jahre Gültigkeit haben sollten. Newtons Physik folgt einem mechanistischen Ansatz, der von allen Wissenschaften der damaligen Zeit – Medizin, Biologie, Chemie und Astronomie – übernommen wurde.

Wie Descartes war auch Newton ein durchaus religiös orientierter Wissenschaftler, aber dennoch ebneten beide wie im Gleichklang einer neuen Wissenschaftsphilosophie, einem völlig neuen Weltbild den Weg. Und dieses neue Weltbild sollte sich nun mehr und mehr durchsetzen. Es beruhte auf der Überzeugung, dass Natur und Menschen strikt voneinander getrennt sind und dass beide in ihre Einzelteile zerlegt werden können. Auch eine Beziehung zwischen Mensch und Universum, zwischen Mikro- und Makrokosmos wurde nicht mehr gesehen und nicht mehr geduldet.

Die Realität wurde mit der sichtbaren und messbaren Materie gleichgesetzt, und was sich nicht messen, beobachten und analysieren, nicht anschauen und nicht anfassen ließ, galt nicht als real. *So wurde das seit den ältesten Kulturen der Menschheit gültige Weltmodell der umfassenden Ganzheit aus Körper, Geist, Seele und göttlichem Urgrund von einem rein materialistischen und mechanistischen Lehrgebäude abgelöst, und das war etwa so, als hätte ein Riesenmeteorit in den Jahrtausende alten Geistestempel der Menschheit eingeschlagen und dort keinen Stein auf dem anderen gelassen.*

Die Folgen dieser »Katastrophe der Moderne«[5] – schließlich war dieser Epoche die große Ganzheit, das umfassende System aus Körper, Geist, Seele und göttlichem Urgrund abhanden gekommen – prägen die Weltanschauung vieler Menschen und weite Bereiche von Wissenschaft und Kultur des Abendlandes bis heute. Und sie bestimmen auch unsere Medizin bis in die heutige Zeit. Zwar hat es in folgenden Jahrhunderten viele für die Medizin wesentliche Entwicklungen gegeben, aber die Medizin selbst war einer reduktionistischen, allein auf das Materielle bezogenen Weltanschauung verpflichtet, und daran hat sich bis heute noch nicht sehr viel geändert. Diese Medizin bezeichnen wir auch als das biomedizinische Modell. Dem mehr und mehr um sich greifenden, aggressiven Materialismus folgend sahen die Ärzte die Funktionen des menschlichen Organismus zunehmend als einen mechanischen Prozess und entwickelten entsprechend eine getrennte Betrachtungsweise der einzelnen Organe und ihrer Funktionen. Der Körper wurde nicht mehr als Ganzheit gesehen, sondern nach dem Baukastenprinzip in Einzelorgane aufgeteilt. Gemäß Descartes' Lehre, dass der Körper eine Maschine sei, wurde der Arzt zum Mechaniker. Mit der Zeit bildeten sich immer feinere Spezialisierungen heraus und immer besser qualifizierte Mechaniker wurden ausgebildet. Inzwischen haben wir in der westlichen Welt ein System, das für jedes Organ die Zuständigkeit mindestens einer Facharztrichtung beansprucht. Und da es sich beim Menschen insgesamt um eine Maschine handelt, sieht sich der Arzt bei Störungen der Maschine veranlasst, diese zu reparieren.

Ich saß vor ein paar Monaten an meiner Heimatuniversität in einer Vorlesung für Oberschüler, die sich über das Medizinstudium und den Arztberuf informieren wollten. Der noch recht junge Professor der Neurologie, der diese Vorlesung abhielt, sagte nach einer kurzen Begrüßung: »Bitte gehen Sie nicht mit falschen Vorstellungen und zu viel Idealismus an das Medizinstudium heran. Denn in erster Linie werden Sie zum intelligenten Mechaniker ausgebildet.« Man konnte durchaus den Eindruck haben, dass er seine Worte ernst nahm.

Wenn es etwas im materiellen Teil des Körpers zu reparieren gibt, dann sind es die körperlichen Erscheinungen der Krankheit, die Symptome und messbaren Fehlfunktionen. Leider bleibt unsere konservative oder orthodoxe Medizin auf dieser Ebene stehen, denn wenn die Symptome beseitigt sind, gilt die Krankheit als geheilt – oder zumindest als zum Stillstand gekommen. Wir wissen heute, dass hier mit einer eingeschränkten Sichtweise gearbeitet wird. Die Krankheit als Gesamtstörung des Systems Körper-Geist-Seele wird nämlich kaum gesehen. Mehr noch: Bei der Erklärung der Krankheit ging man zunehmend und geht man noch heute häufig von einer spezifischen Krankheitsursache im materiell körperlichen Bereich aus, etwa von einer bakteriellen oder viralen Infektion, von einem Versagen bestimmter Zellen (z.B. Diabetes, verursacht durch eine Störung der Insulin produzierenden Zellen) oder von der Abnutzung bestimmter Gewebsarten (z.B. Gelenkverschleiß bei Arthrose). Die Medizin schaute auf die Funktionseinheit Mensch wie durch ein Mikroskop und beobachtete schließlich immer kleinere Details, die selbst der beste Blick eines erfahrenen Arztes nicht mehr hätte wahrnehmen können. Dabei konnte es eine Beteiligung seelisch-psychischer Strukturen als auslösende Krankheitsursache kaum geben, denn Geist und Körper waren ja mit strikter Konsequenz voneinander getrennt worden.

Kehren wir noch einmal zur Entwicklung der Medizin in den letzten vier Jahrhunderten zurück. Wir dürfen nämlich nicht übersehen, was für großartige Entdeckungen Ärzte und Forscher in dieser Epoche gemacht haben, und dass vielen dieser Männer und Frauen der Titel »Wohltäter der Menschheit« wahrhaft zusteht. Wegen ihrer existenziellen Bedeutung möchte ich einige dieser herausragenden Entdecker nennen. Sie stehen nur beispielhaft für viele mutige, unerschrockene und zielstrebige Ärzte und Wissenschaftler.

Robert Koch (1843–1910), Mediziner und Mikrobiologe. Ihm gelang es 1876 erstmals, den Milzbranderreger in Kulturen zu vermehren. 1882 identifizierte er den Erreger der Tuberkulose, 1884 den Erreger der Cholera. 1905 erhielt er den Nobelpreis für Medizin.

Louis Pasteur (1822–1895), Chemiker und Biologe. Er gilt als einer der größten Pioniere auf dem Gebiet der Mikrobiologie. Wie Robert Koch wies er nach, dass bestimmte Mikroorganismen bestimmte Krankheiten auslösen. Er entwickelte Impfstoffe gegen Cholera, Milzbrand und Tetanus (Wundstarrkrampf). Außerdem entdeckte er, dass durch kurzes Erhitzen von Nahrungsmitteln auf 70 Grad Celsius die meisten darin enthaltenen Keime abgetötet werden (z.B. beim »Pasteurisieren« der Milch). Diese Erkenntnis führte unter anderem zu der Möglichkeit, medizinische Instrumente durch Erhitzen keimfrei zu machen.

Wilhelm Conrad Röntgen (1845–1923), Physiker, entdeckte 1895 die nach ihm benannten Röntgenstrahlen und erhielt dafür 1901 als erster Wissenschaftler überhaupt den Nobelpreis für Physik. Seine Entdeckung revolutionierte die medizinische Diagnostik und führte zu weiteren Entdeckungen und Forschungen auf dem Gebiet der Radioaktivität.

Marie Curie (1867–1934), Physikerin, gilt als Entdeckerin der Radioaktivität. Kurz nachdem Conrad Wilhelm Röntgen die X-Strahlen entdeckt hatte, war Henri Becquerel 1896 bei der Beobachtung der Phosphoreszenz von Uranverbindungen der Nachweis einer bis dahin unbekannten Strahlung gelungen, die sich unter anderem durch die Schwärzung photographischer Platten bemerkbar machte. Becquerel tauschte sich über seine Beobachtungen mit

Pierre Curie (1859–1906) und dessen Ehefrau Marie aus. Marie entdeckte dann zusammen mit ihrem Mann diese Strahlung auch bei den Elementen Radium und Polonium und prägte den Begriff Radioaktivität. 1903 erhielten Henri Becquerel und das Ehepaar Curie gemeinsam den Nobelpreis für Physik.

Dem schottischen Bakteriologen *Alexander Fleming* (1881–1955) passierte im September 1928 ein Missgeschick im Labor. Versehentlich gerieten Schimmelpilze der Gattung *Penicillium* in eine Staphylokokken-Kultur – und es zeigte sich, dass dieser Schimmelpilz offenbar eine Bakterien tötende Wirkung hatte. Die daraus sich ergebenden Untersuchungen führten schließlich zur Entdeckung des Penicillin, des ersten bekannten Antibiotikums überhaupt. Fleming bekam 1945 zusammen mit zwei weiteren Forschern den Nobelpreis für Medizin. Seine Entdeckung rettete vielen Millionen Menschen das Leben.

Seit den 1950er-Jahren wurden weitere Substanzen mit antibakterieller Wirkung gefunden, doch im Laufe der Jahre zeigte sich, dass immer mehr Bakterien gegen die bekannten Antibiotika resistent wurden, also nicht mehr auf diese reagierten. Nach Aussagen der beteiligten Forscher ist inzwischen ein regelrechtes Wettrennen entstanden, denn manchmal besteht nur noch ein haarfeiner Vorsprung der Forschung gegenüber bestimmten Bakterien: Kaum ist ein neues mikrobiologisches Präparat entwickelt, gibt es schon die ersten Erreger, die dagegen resistent sind. Nach Aussagen einiger Forscher ist es möglicherweise nur noch eine Frage der Zeit, wann uns keine wirksamen Antibiotika mehr zur Verfügung stehen.

William Thomas Green Morton (1819–1868), Zahnarzt mit Spezialfach Zahnprothetik, gilt als eigentlicher Vater der Anästhesie. Er demonstrierte am 16. Oktober 1846 vor prominentem ärztlichen Publikum die erste Äthernarkose, und zwar während einer Operation durch den berühmten Chirurgen John Collins Warren am Massachusetts General Hospital in Boston. Diese Demonstration war ein voller Erfolg, denn der Patient hatte während des Eingriffes keinerlei Schmerzen. Zu dieser Zeit war Green Morton 27 Jahre alt. Die betreffende Operation gilt als Geburtsstunde der modernen Narkose, auch wenn es zuvor schon einige Narkoseversuche, unter anderem mit Lachgas, gegeben hatte.

Die Allgemeinanästhesie ist heute ein medikamentös herbeigeführter, kontrollierter Zustand der Bewusstlosigkeit, bei dem das zentrale Nervensystem gelähmt und Schmerzempfinden und Muskelspannung ausgeschaltet werden.

Bezüglich der Urheberrechte der Äthernarkose kam es zu einer langen Auseinandersetzung zwischen Morton und seinem ehemaligen Lehrer Charles Jackson. Dieser zettelte einen aufwendigen Rechtsstreit gegen Morton an, wobei wesentlich war, dass Jackson über erheblich größere Geldmittel verfügte als der junge Zahnarzt. Morton starb mit 48 Jahren verarmt und völlig mittellos an einer Gehirnblutung.

Auch oder gerade in Anbetracht dieser segensreichen Errungenschaften der modernen Forschung gab es für die etablierte Medizin keine im Bewusstsein wurzelnden Krankheitsursachen für den körperlichen Bereich mehr. Und ein Wort wie »Selbstheilungskräfte« klang wie schwärmerische Schöngeisterei aus einer Welt der Magie.

Auch die Rolle des Arztes wandelte sich nachhaltig. War er von alters her Partner und Freund des Patienten am

Krankenbett gewesen, wie es schon dem Selbstverständnis der hippokratischen Ärzte entsprochen hatte, wurde er nun mehr und mehr zum exklusiven Hüter eines spezialisierten Wissens, was ihm in den Augen der Patienten höchste Autorität einbrachte. Einem derart Wissenden vertraute man nur zu gern die Verantwortung für seine Krankheit an. Dies führte dazu, dass die Menschen fortan in dem Glauben lebten, die Kraft der Heilung komme nicht aus ihrem Inneren oder ihrer Natur, sondern von außen. Natürlich gab es auch weiterhin und gibt es noch heute immer wieder Ärzte, die diesen unpersönlichen, kulturkonformen Trend unterliefen und sich dem Kranken nicht nur mit exzellentem Können, sondern auch mit persönlichem Interesse und Mitgefühl zuwandten.

Abgesang

Die Moderne hatte also den Körper vom Geist und von der Seele, das Spirituelle vom Profanen, den Menschen von der Natur, den Mikrokosmos vom Makrokosmos und das Göttliche vom Irdischen getrennt. Nun brach das an, was der Soziologe Max Weber (1864–1920) die »Entzauberung der Welt« nannte. Und bald herrschte eine rücksichtslos totalitäre Vorstellung von Realität, begründet in einem vulgären, »wissenschaftlichen« Materialismus, der geradezu imperialistisch auftrat und die Welt mit einem einheitlichen Grau überzog. Die jahrtausendelang gültige, umfassende Ganzheit wurde einfach ignoriert – *und die Welt zerfiel in lauter Details.* Das Arbeiten am Detail trübte den Blick für das Ganze. Und ein paar Jahrhunderte später war das Diktat des Details gerade in der Medizin so ausschließend und bestimmend geworden, dass die Individualität des jeweiligen menschlichen Wesens kaum mehr beachtet wurde. Eine ärztliche Behandlung erinnerte mehr und mehr an das Reparieren jener Uhr, die Descartes für die Arbeit am menschlichen Organismus als Beispiel gewählt hatte. Und schließlich trat ein Phänomen auf, welches das ganze feinmechanische Denken nicht hatte voraussehen können: Nach der Reparatur kam es zu weiteren Störungen – ganz so, als habe der Mechaniker das übergeordnete Steuerungssystem des Uhrwerkes nicht genügend berücksichtigt oder verstanden.

Der Arzt, der nach allen Regeln der biomedizinischen Kunst chemisch oder physikalisch einzugreifen gelernt hatte, stieß immer wieder an Grenzen und mit ihm das gesamte westliche Medizinsystem. Obwohl die Arztdichte in den westlichen Staaten immer weiter stieg, obwohl der Medikamentenverbrauch der Bevölkerung Schwindel erregende Ausmaße annahm, obwohl die Bevölkerung sehr zur Freude der Pharmahersteller regelrecht medikalisiert wurde, verbesserte sich der allgemeine Gesundheitszustand der Menschen nicht wirklich, auch wenn in einzelnen Teilbereichen beachtliche Erfolge erzielt wurden. Es gab zu viele Krankheit auslösende Faktoren, die von den Instrumenten der etablierten Therapiesysteme nicht einmal berührt wurden. Unsere Gesellschaft wurde und wird immer kränker.

Die Medizin der Moderne hat das Heilsein des Menschen aus den Augen verloren und damit auch das Heilen. Der Grund dafür ergibt sich zwingend aus der bis heute beschränkten Perspektive der biomedizinischen Lehrgebäude: Wo wissenschaftlicher Reduktionismus (die ausschließliche Reduzierung auf das Materielle) herrscht und alle anderen Schichten des Individuums, seiner Umwelt und seiner Bezüge zum Kosmos, seiner Innerlichkeit und dessen, was wir seine Seele nennen, keine Beachtung finden, ist kein Platz für Wechselwirkungen zwischen der körperlichen, der geistigen und sozialen Ebene des Menschen. Ähnlich wie die Physiker der Moderne die Materie, versuchten die Mediziner den menschlichen Organismus zu verstehen und »handhabbar« zu machen, indem sie ihn auf seine materiellen Grundelemente und rein funktionalen Abläufe zurückstuften. Die medizinische Wissenschaft strich alle existenziellen Ebenen oberhalb der Materie aus dem Programm, das ihr als Handlungsrichtlinie und Perspektive diente, und es ist nur folgerichtig, dass der biomedizinische Forscher in einem solchen System das Heilen durch die Kräfte des Bewusstseins ignorieren und seine Wirksamkeit in Abrede stellen muss. Dies gilt auch für die Ausführenden des Systems, nämlich die westlichen Ärzte, die ja nur mit dem zu arbeiten gelernt haben, was sie sehen, anfassen oder mit technisch unterstützten Untersuchungen nachweisen können.

Nachdem unser biomedizinisches Gesundheitssystem den Patienten die Verantwortung für das eigene Wohlergehen weitgehend genommen hat, wäre es wohl illusionär, von einem solchen System jetzt eine grundlegende Besserung der gesundheitlichen Verhältnisse in der Bevölkerung zu erwarten. Gesundheit und Krankheit sind mittlerweile weitgehend ent-individualisiert. Sie sind zu Gütern geworden, die von fremden Personen und von Institutionen verwaltet werden. Die Ärzte haben sich zu hoheitlichen Trägern eines exklusiven Wissens gewandelt. Viele Kranke beklagen sich über einen eklatanten Mangel an persönlicher Zuwendung, Fürsorge und Sympathie und leiden unter dem hohen Maß an Anonymität, das ein solches System nun einmal mit sich bringt.

Hinzu kommt die ganz aktuelle Entwicklung bei der Honorierung ärztlicher Leistungen. Die meisten Ärzte und Krankenhausträger stehen unter einem so immensen Kostendruck, dass für persönliche Zuwendung oder auch für die ausreichende Ausstattung der Krankenhäuser mit Pflegekräften einfach kein Spielraum mehr bleibt. Unser Gesundheitssystem hat die Grenzen des sinnvollen Wachstums eindeutig überschritten.

Den für den Gesundheitsbetrieb Verantwortlichen ist das Ausmaß der Mängel durchaus bekannt, aber wie sollten sie innerhalb dieses Systems und angesichts der im Prinzip leeren Sozialkassen effektive Änderungen herbeiführen können? Es mangelt uns an einer ganzheitlichen Sichtweise und damit an nicht nur reparierenden, sondern auch wirklich heilenden Behandlungs- und Zuwendungskonzepten.

Wir haben also zwei gegensätzliche Strömungen: das ganzheitliche Denken auf der einen und das rein rational analytische Denken auf der anderen Seite. Die westliche Medizin, das biomedizinische System hat sich auf die Seite des Reduktionismus geschlagen und hütet, wo es um die Betrachtung der Welt und des Menschen geht, auch weiterhin das Erbe, das Descartes und Newton hinterlassen haben.

Ausblick

Breite Lichtstreifen am Horizont tauchten auf, als das Zeitalter der neuen Naturwissenschaft anbrach, die uns mit der Quantenphysik den Weg in neue Dimensionen einer ganzheitlichen Weltsicht bescherte. Der von uns Menschen gemachte, eiserne Vorhang innerhalb der Schöpfung wurde wie eine Theaterkulisse beiseite geschoben. Dahinter zeichneten sich endlich wieder die Umrisse von Geist und Bewusstsein als bestimmende Teile des Ganzen ab. Das Verständnis der Menschen vom Wirklichkeitscharakter der ihnen geläufigen Realität wurde gründlich auf den Kopf gestellt, und die neue Grenzenlosigkeit führte zur erneuten Begegnung mit dem Geistigen in der Materie und mit dem überragenden bewussten und intelligenten GEIST, dem Urgrund aller Schöpfung.

Max Planck schrieb mit Bezug auf die aktuelle Quantenphysik: »Wir sehen, wie in unseren Tagen, in denen man nicht mehr an den Geist als den Urgrund aller Schöpfung glaubt und darum in bitterer Gottesferne steht, gerade das Winzigste und Unsichtbare es ist, das die Wahrheit wieder aus dem Grabe materialistischen Stoffwahnes herausführt und die Türe öffnet in die verlorene und vergessene Welt des Geistes.«

Es sah so aus, als habe die umfassende Ganzheit den Weg zurück in unsere westliche Kultur und Heilkunst angetreten. Würde sich dieser Trend fortsetzen?

KAPITEL 3
VOM GEIST DES HEILENS

Einführung

Die Kunst des Heilens mit der Kraft des Bewusstseins zieht sich als breite Spur durch die gesamte Medizingeschichte. Schon aus der Frühgeschichte der Menschheit sind uns Zeugnisse dafür überliefert, und zwar als Zeichnungen auf den Wänden der Höhlen, in denen die Menschen lebten. Die Spur führt weiter durch die Kulturen der Sumerer, der Ägypter, der Griechen und der Araber sowie Chinas und Indiens. Man findet sie im Volksglauben und in den Riten der afrikanischen, asiatischen und indianischen Völker. Sie zieht sich durch das ganze Mittelalter und sogar durch die Jahrhunderte der Moderne bis hinein in unsere Zeit. Phasenweise scheint diese Spur verblasst oder gar erloschen, zeitweise war das Heilen von mächtigen Institutionen verboten, und oft war es einfach nur verpönt.

Als ich selbst in den Genuss des Heilens kam, damals noch als Patient, tat ich zunächst einmal besser daran, nicht im Freundeskreis davon zu erzählen und schon gar nicht im Beisein ärztlicher Kollegen. Sprach ich doch einmal mit aller Zurückhaltung darüber, wurde ich entweder verständnislos angeschaut oder belächelt, bestenfalls freundlich bedauernd, meistens aber hämisch grinsend. Und was meine

Argumente anbelangte, so war ich recht durchgehend sprachlos. Ich fragte Prominente, darunter auch Ärzte aus der englischen Heilerszene, wissend, dass das Heilen in England eine große Tradition hat, was denn Heilen sei, außer Handauflegen und Glauben. Es gehe da um die Energie des Universums, die man bündeln und auf den Patienten übertragen könne. Wie das denn funktioniere, fragte ich. Man müsse sich konzentrieren und geistiger Kräfte bedienen, erhielt ich als vage Auskunft. Vielleicht hatte ich nicht die wirklichen Experten gefragt, aber immerhin befanden wir uns zur Zeit meiner Orientierungssuche in den letzten Jahren des 20. Jahrhunderts. Ich wunderte mich immer mehr darüber, wie wenig allgemein über ein so altes Phänomen aus dem Bereich der Heilkunst aller Völker bekannt war, und vor allem, warum das Heilen von so vielen Medizinern und großen Teilen der Bevölkerung so gering geschätzt wurde.

Eine in diesem Zusammenhang interessante Erfahrung machte ich in den Jahren meiner persönlichen Spurensuche während der Ausbildung an einem Lehr- und Forschungsinstitut für Akupunktur. Im Einführungskursus fragte uns eine asiatische Lehrerin, die über den Energiekreislauf des Körpers und über das Meridiansystem sprach, woher denn eigentlich die Energie des Körpers stamme. 60 Ärzte und Ärztinnen schwiegen. »Na, woher wohl«, fragte sie weiter, »etwa aus dem Universum?« Dabei lächelte sie und erklärte nach einer kleinen Pause: »Natürlich nicht. Wir müssen die Gesamtenergie aufteilen. Die eine Hälfte ist dem Menschen angeboren und in den Nieren gespeichert. Die andere Hälfte nimmt sich der Organismus aus Nahrung und Atmung. Ist die angeborene Energie schließlich verbraucht, geht unser Leben seinem Ende zu.« Es war das erste Mal, dass ich

in einem fachlichen Zusammenhang von unserer körper-
eigenen Energie hörte – vom *Chi*, der Lebensenergie der traditionellen chinesischen Heilkunde und Philosophie – die
mich wiederum an die *Vis vitalis* denken ließ, die Lebenskraft, von der Paracelsus gesprochen hatte. Alles Begriffe,
die ich in den sechs Jahren meines Medizinstudiums nie gehört hatte.

Als ich in meiner Jugend zum ersten Mal etwas über
Energie hörte, stand ich vor einem 13-jährigen Mitschüler,
dessen Vater Physiker war (ich kannte diesen Beruf damals
noch nicht). Der Junge erzählte mir mit bedeutungsschwe-
rer Miene, ich bilde mir nur ein, vor ihm zu stehen, denn ich
sei genau wie er selbst und alle anderen auf dem Schulhof
reine Energie, und wenn wir später einmal nicht mehr am
Leben seien, würden wir wieder zu Energie werden. Nichts
könne wirklich vergehen, alles würde sich nur immer wieder in etwas anderes umwandeln. In den 1960er-Jahren war
es durchaus noch selten, von dieser Möglichkeit zu hören,
aber alle in der Klasse mochten diesen Jungen und hielten
ihn eigentlich nur für ein bisschen verrückt.

Bitte fragen Sie jetzt nicht, was dies alles mit dem Geist
des Heilens zu tun hat. Haben Sie noch ein wenig Geduld.
Sie werden es in Kürze erfahren.

In den ersten beiden Semestern meines Medizinstudiums
belegte ich laut Studienplan auch Vorlesungen in Physik.
Ich erfuhr viel über Energie, über die Hebelgesetze, den
Aufbau des Mikroskops, Spannung und Ladung, elektri-
sche Widerstände und Kondensatoren, über das Funktio-
nieren der Fernsehröhre und manches andere – nur an
Quantenphysik kann ich mich kaum erinnern. Sie nahm mit
Sicherheit sehr wenig Raum im Lehrplan ein.

An einem sonnigen Nachmittag im Mai saß ich im Hörsaal des physikalischen Instituts. Unser noch recht jugendlicher Professor erzählte von einem gedachten Experiment, mit dem er uns einen Einblick ins wirkliche Leben geben wollte, wie er sich schmunzelnd ausdrückte.

»Weiß jemand von Ihnen, was Einsteins Relativitätstheorie besagt?«, fragte er gleich beim Betreten des Hörsaales. Wir taten uns an diesem wunderschönen Maiennachmittag schwer, in eine solche Diskussion einzusteigen. Ohnehin saßen in dem großen Saal nur knapp 20 Studentinnen und Studenten.

»Nun, meine Damen und Herren«, begann er und legte seine Tasche aufs Podium, »denken Sie jetzt mal nicht an Physik. Stellen Sie sich vielmehr vor, Sie stehen am Bahndamm vor einer geschlossenen Schranke und warten. Nun nähert sich ein D-Zug dem Bahnübergang. Er ist erst 500 Meter hinter dem Bahnhof und noch nicht besonders schnell. Während er näher kommt, erkennen Sie Fahrgäste in einem der Wagen. Es ist einer der älteren Wagen, in dem man sich gegenüber sitzt. Ihnen, dem Betrachter, kehren die einen Fahrgäste den Rücken zu, während die anderen mit dem Gesicht zu Ihnen sitzen. Jetzt erkennen Sie, dass sich ein Mann, der mit dem Gesicht zu Ihnen sitzt, eine Zigarette anzündet. Sie sehen ein Streichholz aufflammen. Ihm gegenüber sitzt eine Dame mit Hut, die Ihnen aber den Rücken zukehrt. Und jetzt bleiben Sie bitte genau in diesem Bild und schalten auf physikalisches Denken um. Als Sie das Streichholz aufflackern sehen, wissen Sie, dass sein Licht eine kurze Zeit bis zu Ihnen als Betrachter braucht. Sie denken gleichzeitig, dass dieses Licht bis zu der Dame im Zug, die dem Herrn mit der Zigarette direkt gegenüber sitzt, weniger lange unterwegs ist, dass es bis zu ihr keine so weite Strecke zurückzulegen braucht, wie bis zu Ihnen nach draußen. Bitte verstehen Sie, wir reden hier von winzigen, kaum messbaren Zeitunterschieden. Aber je schneller der Zug fährt, desto länger braucht das Licht des Streichholzes, bis es bei Ihnen ist, während die Entfernung von der Dame immer gleich bleibt und damit auch die Zeit, bis das Licht die Netzhaut ihres Auges erreicht.

Nun lade ich Sie zu einem kleinen Zaubertrick ein. Stellen Sie sich bitte vor, Sie könnten in Ihrer Umwelt alles nach Belieben verändern. Jetzt stehen Sie nicht mehr an den Gleisen und sehen den Zug vorbeifahren, sondern der Zug steht irgendwo in der freien Ebene, und Sie bewegen sich mit rasender Geschwindigkeit an ihm vorbei, wenn Sie mutig sind, mit Lichtgeschwindigkeit. Der Raucher im jetzt stehenden Zug lässt wieder ein Streichholz aufflackern, aber Sie können es nicht sehen. Der Schein des Streichholzes macht sich zwar auf den Weg zu Ihnen – wie üblich mit Lichtgeschwindigkeit – erreicht Sie aber nicht, denn Sie selbst bewegen sich ja mit Lichtgeschwindigkeit. Sie laufen dem hinter Ihnen her eilenden Licht geradezu davon. Die Zeit, die das Licht bis zu der Dame braucht, die dem Raucher genau gegenüber sitzt, ist aber wieder genauso kurz wie zuvor.

Und nun denken Sie nach (dazu waren wir inzwischen alle bereit): Die Zeit, die der Lichtschein vom Raucher bis zu Ihnen braucht, ist abhängig von der Geschwindigkeit, mit der Sie sich bewegen. Die Zeit, die das Licht – im System Zug – bis zum Auge der Dame braucht, bleibt immer gleich, egal was Sie draußen veranstalten. Sie sehen also: Die Zeit in dieser kleinen Geschichte ist nicht so absolut, wie Sie das bis heute in Ihrem jungen Leben erfahren haben. Die Zeit ist nämlich abhängig von der Geschwindigkeit, mit der Sie sich im Vergleich mit dem System Zug bewegen.

Auch wenn Sie ein Raumfahrer wären und sich mit Lichtge-schwindigkeit bewegten, wäre Ihre Zeit anders als auf dem System Erde. So lange Sie mit Lichtgeschwindigkeit unter-wegs wären, würde für Sie überhaupt keine Zeit vergehen, während Ihre Freunde auf der Erde älter würden. Die Zeit ist eben nicht absolut und nicht konstant. Sie ist relativ. Bit-te merken Sie sich den Begriff in diesem Zusammenhang: *relativ*.

Jetzt haben Sie tatsächlich einen Beweis dafür, dass es in unserer scheinbar so festgeschriebenen Welt Dinge gibt, die sich nicht festschreiben lassen, weil sie gar nicht so absolut und unveränderlich sind, wie Sie denken. Im Bereich der Physik werden sogar die uns bekannten Newtonschen Na-turgesetze aufgehoben. Bitte beginnen Sie, Ihre erlernte Vorstellung von Realität zu überdenken. Denn Sie werden noch sehen, dass es eine Realität gibt, die Sie nicht sehen, nicht anfassen und oft noch nicht einmal messen können – Dinge, für die Sie nur im Rückschluss einen Beweis fin-den. Und ich glaube, Sie werden eines Tages erkennen, dass die uns sichtbare Realität nur ein winziger Bestandteil der gesamten Wirklichkeit ist, die um uns herum, im gesamten Kosmos und vor allem in unserm tiefsten Inneren exis-tiert.«

Und wenn wir uns nun fragen, wie das denn funktio-niert mit dem Zusammenhang zwischen Bewusstsein und Geist und Krankheit und Heilung, kommen wir nicht um-hin, das Wesen der uns geläufigen Wirklichkeiten zu hinter-fragen, jener Alltagsrealität, deren allgemeingültigstes Merkmal ist, dass sie üblicherweise nicht hinterfragt wird.

Die sogenannten Wirklichkeiten

An den Ufern der reinen Materie lebt es sich zwar trist, aber bequem. Gibt man sich damit zufrieden, braucht man die ausgetretenen Pfade seines Verständnisses von der Welt nicht zu verlassen und nach neuen Ufern zu suchen.

Hätten anderseits unsere Wissenschaften und unsere Kulturen in der Vergangenheit keine Pioniere auf allen Gebieten hervorgebracht, würden wir heute noch die Heilmittel der Antike benutzen und Operationen ohne Narkose durchführen. Viele Frauen würden am Kindbettfieber sterben und noch mehr wären nach der Geburt eines oder mehrerer Kinder für den Rest ihres Lebens inkontinent, könnten also das Wasser nicht mehr halten. Viele akute Entzündungen des Wurmfortsatzes (*Appendizitis,* bekannt als Blinddarmentzündung) würden zum Tod durch eitrige Bauchfellentzündung führen oder günstigstenfalls durch die Bauchdecke eitern. Entzündete Backenzähne würden ohne örtliche Betäubung gezogen. Wir hätten die Frauenbewegung nicht erlebt. In guten deutschen Familien würde noch immer nicht über Gefühle gesprochen, und deutsche Kinder würden ihre Eltern mit Sie anreden. In Europa würden Könige oder Stammesfürsten regieren, und die wenigsten Menschen könnten lesen und schreiben. Das würde aber keine kulturrelevanten Probleme schaffen, denn die Kunst des Buchdrucks mit Metall-Lettern wäre nicht erfunden worden. Also hätten sich viele, die das Lesen erlernt hätten, ohnehin keine Bücher gekauft. Wir selbst und unsere ganze Familie würden für einen Adligen, dessen hervorstechende Wesenszüge Stolz und Habgier wären, im Frondienst schuften und einen Hungerlohn dafür bekommen. Auch die Französische Revolution hätte es nicht gegeben, und wir und unsere Fronherrn hätten überhaupt noch nichts von Freiheit, Gleichheit und Brüderlichkeit gehört. Die Nordamerikaner hätten die Sklaverei nicht abgeschafft, und vermutlich würden weiterhin mörderische Seuchen ganze Landstriche in epidemischem Ausmaß entvölkern, bei uns in Europa und andernorts.

Diese kurze Aufzählung ist weder vollständig noch streng chronologisch, aber sie mag uns bewusst machen, dass es keinen nennenswerten menschlichen Fortschritt aufgrund neuer Perspektiven gegeben hätte, wären nicht immer wieder Menschen zu neuen Horizonten aufgebrochen. Der Geist des Suchens und Forschens hat uns weit gebracht.

In der Rückschau auf die Geschichte der Völker stellte der britische Kulturtheoretiker und Historiker Arnold J. Toynbee (1889–1975) fest, Staatengebilde und ganze Zivilisationen seien immer dann zerfallen, wenn sie ihren eigentlichen Sinn erreicht und keine klar formulierte Aufgabe mehr hatten. Kurz gesagt: War der Zenit einmal überschritten, war der Zerfall nicht mehr fern. Für den Untergang der sumerischen Hochkultur, des babylonischen Reiches und des ägyptischen Pharaonenreiches gilt ebenso wie für die Auflösung des römischen Weltreiches und weiterer Großreiche in der Antike und im Mittelalter: Auch wenn äußere Feinde mächtig dazu beigetragen haben, war der innere Zerfall das Grundübel. Toynbee hat sich nicht geirrt.

Es gibt für dieses geschichtliche Phänomen erstaunliche Parallelen, auch in jüngster Zeit, und es läuft immer auf ein grundlegendes Prinzip hinaus: *Übermäßiges Wachstum zerstört.* In der Biologie erzeugt es Tumore, im Universum nach der Supernova das Schwarze Loch und in einem riesigen Staatengebilde wie etwa der UdSSR Zusammenbruch. Auch unser Gesundheitssystem ist auf Wachstum programmiert und deshalb stößt es in allen Bereichen an die Grenzen des Finanzierbaren, des Machbaren, des Sinnvollen und des Zumutbaren und hat diese Grenzen zum Teil schon weit überschritten.

Ein bösartiger Krebs ist im Allgemeinen dadurch gekennzeichnet, dass er eine Wachstums- und Ausdehnungstendenz hat, die gesundes Gewebe verdrängt oder zerstört, dass er Gewebsgrenzen überschreitet, also zum Beispiel vom Knochen in die umgebende Muskulatur oder vom Organgewebe in Blutgefäße einbricht (häufige Todesursache), und dass er metastasiert, wobei die Metastasen ihr verhängnisvolles Werk häufig am Ort ihrer Ansiedlung fortsetzen. Sie zerstören ihre Umgebung und bilden Tochtermetastasen. Unkontrolliertes Wachstum ist nun einmal verhängnisvoll. Und gerade beim bösartigen Krebs zeigt sich, dass das Steuerungssystem des Zellwachstums aus dem Tritt gekommen ist. Plötzlich übernimmt ein neues, ein chaotisches Wachstumsprinzip das Kommando, weil sich die »Software« für das Zellwachstum geändert hat. Bösartiger Krebs ist auf Sterben angelegt. Entweder stirbt er selbst durch die Therapie, wie immer diese auch aussehen mag, oder er stirbt, wenn er seinen Träger zu Grunde gerichtet hat. Das heißt, er stirbt mit dem Menschen, der ihm zum Opfer fällt. Auf jeden Fall stirbt der Krebs an seinem chaotischen Wachstum, so oder so.

Ist der Einsatz von Chemie und Physik hier wohl das einzig mögliche Behandlungsprinzip? Warum vergessen wir die Option des Heilens über das Bewusstsein? Wir wissen inzwischen, dass unser Bewusstsein den Wachstumscode unserer DNS-Moleküle verändern kann (siehe Seite 123ff.).

Und bevor wir unsere ganze Weltanschauung ändern, könnten wir ja schon mal damit anfangen, dass wir dem

Menschen von Kindheit an nahe bringen, dass er selbst für seine Gesundheit verantwortlich ist, denn wenn er nicht gelernt hat, die Interessen seines eigenen Lebens, seines Körpers und seiner Seele wahrzunehmen, wird er später kaum auf seine Ernährung achten, auf das Vermeiden von Giftstoffen in Genuss- und Nahrungsmitteln, auf genügend Schlaf, auf das Vermeiden ständig wachsender Stressfaktoren, auf die langfristigen und oft verborgenen Nebenwirkungen von Tabletten, auf seine geistige Verfassung und schließlich auf spirituelle Nahrung und damit auf seine eigene Innerlichkeit.

Wohin uns unsere materiebezogene Medizin (und Kultur) und unser ausschließlich auf Wachstum programmiertes Leben gebracht haben, sehen wir täglich. Sollten wir uns nicht wieder mehr und ganz gezielt den Heilmethoden zuwenden, die über unser Bewusstsein und unsere Spiritualität zur Wirkung kommen? In diesen Bereichen sind unsere Wachstumsmöglichkeiten nämlich noch nicht ausgereizt – im Gegenteil. Wenn wir uns darauf konzentrieren, haben wir gute Chancen, unserem Leben, unserem Glück, unserer Gesundheit und unserer sozialen Gemeinschaft neue Impulse zu geben, und das wird ohnehin der Weg sein, auf den uns die menschliche Evolution führt. Unser Wachsen in die materielle, *äußere Quantität* wird von einem neuen Entwicklungsschritt abgelöst werden, dem Wachstum in Richtung innere Qualität. Wir alle werden die konkrete Bedeutung unserer geistigen Kräfte erkennen. Die etwa 90 Prozent unserer Gehirnkapazität, die wir gegenwärtig noch nicht nutzen, wollen erschlossen werden. Und wenn wir das Tor nicht öffnen, werden wir zusammen mit unserer ganzen Superquantität in vielen Lebensbereichen untergehen.

Von den meisten Medizinern und weiten Kreisen der Öffentlichkeit zunächst noch unbemerkt hat um 1920 ein Wiedereinzug des Geistes in unsere Paradigmen begonnen. Die leidenschaftliche Suche nach immer kleineren Details in der Natur hat uns schließlich zu den geistigen Strukturen dessen geführt, was wir immer für die reine Materie gehalten haben. In den winzigsten Bereichen der Schöpfung, im subatomaren Raum fanden die Physiker Zwitterwesen, die sich im Sinne der klassischen Physik regelwidrig verhielten, und nannten sie Quanten (lateinisch für »wie viel, wie groß«). Diese winzigen Materieteilchen waren gar nicht ausschließlich »Materie, wie wir sie kennen. Sie waren nicht einmal ein bestimmtes Etwas, sondern manchmal das eine und manchmal etwas ganz anderes. Und seltsamer noch, oft waren sie gleichzeitig viele mögliche Dinge«. Sie waren als *körperhafte* Winzlinge nachweisbar und lokalisierbar, traten aber gleichzeitig als *geisthafte* Strukturen auf und waren dann nicht lokalisierbare Wellen. Und was absolut unwirklich erschien: Sie traten mal im materiellen und mal im rein geistigen Bereich auf, je nachdem, ob sie beobachtet wurden oder nicht. Dieses Phänomen wurde von den Wissenschaftlern absolut ernst genommen. Der sogenannte Versuchsleiter-Effekt führte zu der nur konsequenten Forderung, dass bei einem quantenphysikalischen Großversuch der Versuchsleiter nicht im Versuchsgelände anwesend sein dürfe, weil seine Erwartungen das Verhalten der Quanten beeinflussen könnten. Und bald zeichnete sich ab, dass die Physiker mit der Entdeckung der Quanten auf ein Grundkonzept der alles umfassenden Ganzheit gestoßen waren.

Quanten sind zum Teil so sensationell klein, dass sie unseren Erdball durchfliegen können, ohne auf Widerstand zu stoßen, denn im Vergleich zu ihrer Winzigkeit liegen die

Atome, aus denen unsere Erde besteht, unglaublich weit auseinander. Quanten haben also absolut freie Bahn. In diesen winzigen Bausteinen des unendlichen Kosmos, zu dem auch unsere Erde gehört, lernten die Forscher wahre Giganten an Freiheit und Unabhängigkeit kennen – Informationsspeicher und Informationstransporter zugleich. Quanten, auch subatomare Teilchen genannt, erwiesen sich als das alles Behaltende, alles Speichernde, alles Austauschende und alles Durchmessende, als etwas, das gleichzeitig im Gestern, im Morgen und selbstverständlich auch im Jetzt existiert, aber in einem Jetzt, das aus ihrer Sicht kein Vorher und kein Nachher kennt. Sie bewegen sich von einem Ende des Universums zum andern und wieder zurück, und das nicht nur sekundenschnell, sondern ohne eine Zeit zu durchmessen und ohne den Kontakt und die Einheit mit ihren Geschwistern am jeweils anderen Ende des Universums zu verlieren.

Es scheint, als habe der mittelalterliche Theologe Thomas von Aquin von ihnen gesprochen, als er sagte, Engel bewegten sich von A nach B, ohne dabei eine Zeit zu durchschreiten. Quanten als Engel? Ein Modell eben. Man muss sich fragen, woher Thomas von Aquin das im Mittelalter gewusst haben kann. Und er ist nicht der einzige Mystiker, der schon vor Jahrhunderten etwas gesehen hat, das Forscher heute mit wissenschaftlichen Methoden herausfinden.

Quanten tragen Informationen und Energie durch raum- und zeitlose Unendlichkeiten. Diese Geist-Teilchen, von denen viele noch Informationen aus der Zeit des Urknalls in sich tragen, sind mitten unter uns und kommunizieren ständig miteinander. Ob sich ein Quant im Universum bewegt und wohin, das weiß sofort auch jedes andere Quant im Universum. Die Quanten sind der unsichtbare Faden, aus dem der Allschöpfer den Kosmos gewebt hat. Sie tragen den Entwicklungscode für alles, was existiert, wächst, sich wandelt und sich gestaltet. Könnten wir als Menschen Zugang zu ihnen finden, könnten wir an ihrem Informationsreichtum teilhaben, an ihrer grenzenlosen Freiheit und an ihrer Gabe, die Schöpfung zu beeinflussen, dann wären wir in unserem Streben, aktiv an der Schöpfung teilzuhaben, ein großes Stück weiter.

Leider haben wir mit den materiellen Mitteln, mit denen wir dieses Ziel verfolgen, einen riesigen Missbrauch angezettelt, was sich am Zustand unserer Erde, die uns so geduldig eine Heimat bietet, leicht ablesen lässt. Und weil wir mit allem, was wir tun, Bestandteil der umfassenden Ganzheit sind, missbrauchen wir nicht nur unseren Heimatplaneten, sondern auch den gesamten Kosmos und natürlich uns selbst. Unsere Missachtung der Schöpfung fällt auf uns selbst zurück.

Angenommen, wir würden uns nun entschließen, unser neues naturwissenschaftliches Wissen über die Gestaltungsmöglichkeiten unserer Wirklichkeiten sinnvoll zu nutzen …

Mithilfe unseres Geistes können wir nämlich nicht nur Erfindungen machen und uns in den Dienst des gar nicht mehr so eindeutig positiven Wachstums stellen. Durch die weitergehende Aktivierung unseres Bewusstseins können wir auch uns selbst in einem gewissen Ausmaß verändern. Das heißt im speziellen Sinne dieses Buches: Wir können uns und andere heilen. Wir können heil werden, indem wir den Geist des Heilens in unser Handeln integrieren. Dann könnten wir unsere Krankheiten mit einem anderen Verständnis betrachten und würden erkennen: Die Symptome unserer Krankheiten sind nur der Rauch, der über dem brennenden Haus steht, das heißt, über unserem Leben, unserem Wertesystem und unserem sozialen Umfeld im weitesten Sinne. Die eigentlichen Ursachen der Krankheiten liegen viel tiefer, im Erdgeschoss, im Keller oder sogar im Fundament des Hauses. Dort müssen wir sie aufsuchen, wenn wir heil werden wollen. Damit verwirklichen wir den *Geist des Heilens,* denn uns wird plötzlich klar, welche großen Möglichkeiten wir bis heute kaum genutzt haben.

Was nun die Wirklichkeit anbelangt, so ist es wohl ein Irrtum zu glauben, die Suche selbst nach den kleinsten Teilen der Materie könne uns jemals an eine anderen Grenze bringen, als an die Grenze unseres Verstehens. Was wir von der Wirklichkeit wahrnehmen, ist immer nur ein Teilaspekt. Und kaum haben wir einen Teilaspekt erkannt, stoßen wir mit unserem Verstehen an eine neue Grenze. Aber objektiv betrachtet gibt es gar keine Grenzen, auch wenn uns unsere Wahrnehmung und unsere Beobachtungen welche vortäuschen. Denn jenseits aller Grenzen liegt die umfassende Ganzheit, das »große Nest des Seins«. Und das gilt nicht nur für die Grenzen unserer sogenannten Wirklichkeit, sondern auch für die Grenzen unseres Bewusstseins. Beide, Wirklichkeit und Bewusstsein, sind nämlich angesichts der umfassenden Ganzheit grenzenlos.

Unsere Bereitschaft, unser Bewusstsein weit zu öffnen und scheinbar »unwirkliche« Wirklichkeiten in ihrer tiefsten Gültigkeit zu akzeptieren, versetzt uns in die Lage, unsere menschliche Begrenztheit zu überwinden. Haben wir mit unserem Bewusstsein also einen Schlüssel in der Hand, der uns den Zugang zur Grenzenlosigkeit, zum umfassenden Urgrund aller Materie ermöglicht? Dann hätten wir mit unserem Bewusstsein auch den Schlüssel, um selbst heil zu werden und andere zu heilen. Hinterfragen wir also unseren Begriff von Bewusstsein.

Bewusstsein

Zunächst lässt nichts vermuten, dass das menschliche Bewusstsein in irgendeiner Verbindung mit einer umfassenden Ganzheit steht oder mit einem großen kosmischen oder überkosmischen Bewusstsein, von dem noch offen ist, ob wir es als überragende Intelligenz oder als Gott bezeichnen. Insofern gleicht unser Leben in dem Bewusstsein, das wir als Menschen haben, einer Wanderung entlang einer Grenze. »Das Wahrnehmen von Grenzen, das Verlangen sie zu überschreiten und die Ahnung, das Wesentliche sei irgendetwas jenseits von ihnen, gehört, wenn nicht zum Leben des Menschen, so doch auf alle Fälle zu jedem Versuch, das Leben spirituell zu bewältigen.«[1]

Viele Wissenschaftler gehen heute davon aus, dass unser Bewusstsein nicht im Gehirn entsteht, sondern dass es eine universelle Erscheinung ist, ein transpersonales Bewusstsein sozusagen, das allen Dingen, allen Kräften und auch allen nichtmenschlichen Lebensformen oberhalb des Menschlichen innewohnt.[2] Wenn wir also eine individuelle Form dieses universellen Bewusstseins sind, stellt sich die Frage, ob es nicht möglich sei, uns von unserem individuellen Bewusstsein her wieder dem Ursprung, nämlich dem universellen Bewusstsein zu nähern und uns mit ihm zu verbinden – wobei wir unser Gehirn als wichtiges Überlebensinstrument nicht außer Acht lassen sollten.

Unsere nüchterne, sehr stark auf das Materielle fokussierte Medizin bezeichnet mit Bewusstsein das Zusammenspiel von Aufmerksamkeit, Denken, Orientierung, Erinnerung und Schmerz. Aber trotz intensiver Suche im neurologischen, neuroanatomischen, neuro-physiologischen und psychologischen Bereich haben wir bisher keine befriedigende Deutung des Phänomens Bewusstsein. Irgendwo scheint etwas verborgen zu sein, das sich unseren Darstellungsmöglichkeiten entzieht. Aus welchem Stoff ist unser Bewusstsein gewebt und wie finden wir Zugang dazu?

Man unterscheidet verschiedene Arten des Bewusstseins, die von Philosophen, Psychologen und Psychiatern, von Neurologen und Bewusstseinsforschern jeglicher Provenienz untersucht werden. Zu unserer Orientierung halte ich folgende Einteilung für sinnvoll:

Die vorpersonale Ebene
umfasst Körper- und Sinneswahrnehmungen, Emotionen, einfache Erkenntnisse und mythische Vorstellungen, aber ohne eigentlich rationale Erkenntnis.

Die personale Ebene
umfasst die Ich-Ebene, das Tagesbewusstsein; klare, rationale Vorstellungen und logische Denkvorgänge.

Die transpersonale Ebene
Feinstoffliche Ebene
zuständig unter anderem für parapsychologische Erscheinungsformen, Visionen und Prophetie.

Kausale Ebene
Die Erfahrung des Einsseins mit dem Objekt der Religionen, mit dem personalen Gott (Brahman, Jahwe, Allah) wird möglich.

Das kosmische Bewusstsein
umfassender Urgrund, Gottheit; Erfahrung des reinen Seins und des Ursprungs, aus dem alles kommt. Bewusstsein wird erfahren als der eigentliche Weltprozess, der nichts ausschließt.[3]

Bewusstsein kann als klassischer Übergangsbereich zwischen Sichtbarem und Unsichtbarem bezeichnet werden, der seine Auswirkung mittels unserer Gedanken findet. Gedanken werden in ihrer Tendenz zur Manifestation von Gefühlen verstärkt. Gefühle geben also einen zusätzlichen und sehr wesentlichen Impuls für ihre Verdichtung in der Materie. Dabei spielen spannungsmäßig und optisch messbare Vorgänge die entscheidende Rolle, was internationale Forschungen gezeigt haben (siehe Seite 124ff.).

Jene Mediziner, die sich mit der Abkehr von der umfassenden Ganzheit identifiziert haben, hielten das Bewusstsein für einen interessanten Begleiter des Gehirns, der ihrer Ansicht nach aber nicht in der Lage war, dessen anatomische Grenzen zu überschreiten. Sie glaubten, der Mensch löse sich mit seinem Tod auf. Folgerichtig glaubten sie auch, nicht nur das Gehirn sterbe mit seinem Eigentümer, sondern auch das gesamte Bewusstsein erlösche mit dessen Tod. Sie meinten also, ein ganzes Leben, eine ganze Persönlichkeit fahre nach dem Tod komplett in die Grube. Und bei vielen hat sich an dieser extrem reduktionistischen, kargen und trostlosen Auffassung bis heute nichts geändert.

Aber reicht das, um unser vages Bild vom Bewusstsein zu erhellen? Wir haben ja schon gesehen, dass es viele Dinge gibt, die wir nicht anfassen, nicht ansehen, nicht abbilden und auch nur mit sehr speziellem Aufwand messen können. So ist es auch mit dem Bewusstsein. Es überschreitet die Grenzen unserer Persönlichkeit, unseres Körpers und natürlich auch unseres Gehirns und gilt als eines der großen ungelösten Rätsel im Bereich der Naturwissenschaft. Ob Gehirn und Bewusstsein überhaupt zusammenhängen, ist letztlich ebenso rätselhaft. Doch wenn wir uns mit einem für die Menschheit so zentralen Thema wie der Heilkunst und hier speziell mit dem Geistigen Heilen beschäftigen, sollten wir den Bogen unserer Betrachtung schon etwas weiter spannen.

Seit Jahrtausenden weisen die religiösen und spirituellen Vorstellungen aller alten Kulturen eindeutig in eine bestimmte Richtung. Sie alle sagen, wenn auch auf unterschiedliche Weise: Bewusstsein ist das Primäre. Materie und Energie sind aus dem Bewusstsein hervorgegangen. Der gesamte Kosmos entstammt dem göttlichen Urgrund, dem göttlichen Bewusstsein.

Unser Bewusstsein ist das, was die über unsere Sinne – Sehen, Hören, Riechen, Schmecken und Tasten – aufgenommenen Reize verbindet und mit Phänomenen wie Handeln, Entscheiden und Glauben in Zusammenhang bringt. Bewusstsein gilt als das Grundlegende, als das, was in der Hierarchie des Existierenden an erster Stelle steht. Es bringt sich auf allen Ebenen des Seins zum Ausdruck und schließt alles ein. Es reicht von den verborgenen Schichten unserer Persönlichkeit über unsere zartesten Emotionen bis zu unserem Körper und weit darüber hinaus. Es ist ein unendliches Informations- und Energiefeld, in das die Schöpfung mit jeder Zelle eingebunden ist, ein Feld der Einheit und der Grenzenlosigkeit, ein Netz, das alles umfasst. In ihm drückt sich die Kraft aus, die allem zugrunde liegt, die fließt und lebt und sich immer wieder neu aufbaut. Bewusstsein verfügt über eine unendliche Speicherkapazität und über eine Macht, der wie keiner anderen das Attribut »schöpferisch« zusteht.

In seiner höchsten Form ist dieses Bewusstsein der Urgrund aller Schöpfung, der unerschaffene, allumfassende Gott. Doch heißt es nicht, über Gott – wie auch immer wir ihn nennen mögen – wüssten wir nichts und könnten wir nie etwas wissen?

Die höchste Ebene dieser umfassenden Ganzheit von allem, was ist, liegt außerhalb dessen, was wir erkennen können. Die modernste Physik kann sich diesem Bereich zwar annähern (vgl. Burkhard Heim, Seite 137ff.), aber wir müssen uns dennoch bewusst sein, dass uns die Naturwissenschaft das Göttliche niemals verständlich machen kann. Die dahinter wohnende tiefste Wirklichkeit muss unserem Verstand für immer verborgen bleiben. »Denn Gott ist nicht die letzte Tiefendimension unserer Seele, unseres Geistes oder unseres gesamten Kosmos, die wir bei genügend intensivem psychologischen, philosophischen, naturwissenschaftlichen oder meditativ-religiösen Nach-innen-Schauen entdecken und dabei als die höchste Qualität ausmachen können. Gott ist für uns schließlich überhaupt keine Eigenschaft, kein Zustand und kein Teil unserer weltlichen Wirklichkeit, aber Gott ist die Liebe, die auf der Suche nach dem Verlorenen ist ...«[4]

Und wie verhält sich nun unser menschliches Bewusstsein, wenn wir den Zeichen des Göttlichen in mystischer Schau begegnen, wenn uns der Urgrund in den Tiefen unseres Wesens berührt? Wenn wir seinen Atem, seinen Geist einmal »bewusst« gespürt haben, wenn sein Ruf an unser Ohr gedrungen ist? Dann wird uns dieses Urgründige nicht mehr loslassen, und selbst in unseren Träumen wird es uns verfolgen. Bei jedem Menschen, der eine solche Erfahrung macht, findet die Berührung anders statt, denn das Innerste des einen ist mit dem Innersten eines anderen Individuums nicht zu vergleichen. Jeder hat sein ganz eigenes Bewusstsein und damit seine eigene Resonanzfähigkeit. Nachdem wir einmal vom Göttlichen berührt wurden, werden wir nie mehr so sein können wie zuvor. Denn dann ist unser Bewusstsein wie mit einem neuen Code ausgestattet, der unser

Alltagsbewusstsein weit übersteigt. Uns dorthin zu führen, auf die höchste Stufe unseres Menschseins, darin besteht die höchste Aufgabe unseres Bewusstseins. Und wenn es dazu in der Lage ist, wie könnte es dann ausschließlich ein Produkt unseres Gehirns sein?

Vielleicht haben Sie sich beim Lesen gefragt, was Sie denn mit all diesen Gedanken zum Bewusstsein anfangen sollen. Sie hätten ja gar nicht bis hierher gelesen, wenn Sie nicht etwas Konkretes über den Geist des Heilens erfahren wollten oder müssten. Vielleicht denken Sie: »Wie kann ich mich denn mithilfe meines Bewusstseins diesen Ebenen nähern, die mein Tagesbewusstsein nicht erfassen kann? Wo finde ich ihn denn, den Geist des Heilens?« Ich gebe Ihnen in einem Punkt recht: Solange Sie diesen Geist nicht gefunden haben, brauchen Sie sich über das Heilen keine Gedanken zu machen, weder über seine geistigen noch über seine naturwissenschaftlichen Grundlagen und eigentlich auch nicht über das Wesen dessen, was wir Spiritualität nennen. Der Schlüssel zum Geist des Heilens liegt ganz woanders. Es wird Sie nicht eigentlich überraschen: Er liegt in den tiefen Schichten Ihres innersten Wesens.

Wenden wir uns nach innen, wie es uns zum Beispiel in der Meditation möglich ist, gelangen wir in ein weites Land. Und je weiter wir in dieses Land vordringen, desto mehr bleiben die Begrenzungen unseres Alltags, ja sogar unseres Lebens zurück. Sie weichen zur Seite und heben sich einfach auf. Wir haben die Unendlichkeit unserer inneren Welten betreten, und schließlich gelangen wir in unseren *heiligen Raum*.

Dieser *heilige Raum* liegt jenseits der Strukturen unseres Ichs und jenseits unserer Polaritäten. In ihm werden unsere Egostrukturen bezugslos und lösen sich auf. Wir erkennen den heiligen Raum als Qualität unseres eigenen Wesens. Er ist Teil einer neuen Freiheit. Er ist grenzenloses Strahlen, ungeteiltes Gewahrsein und nie gehörte Stille. Es ist der Raum, in dem wir dem Wesen des Göttlichen begegnen, in dem wir heil und geheiligt werden. Hier ist jede Zeitlichkeit aufgehoben, und wir haben die Fenster in eine höhere Dimension, in die kosmische Dimension des Bewusstseins aufgestoßen. Hier erleben wir uns als Bestandteil der umfassenden Ganzheit. Es ist das Höchste, wohin unser Bewusstsein in diesem menschlichen Leben gelangen kann.

In diesem heiligen Raum, am tiefsten Grund unseres Inneren wird uns auch klar, was Spiritualität ist. Wir brauchen sie nicht zu erklären, denn bei diesem Versuch würden wir ohnehin keine Tiefe berühren, Es wäre, als wollten wir Gott mithilfe des Wörterbuchs erklären. Spiritualität ist nichts anderes als die Liebe zu Gott. Man kann sie nicht definieren, man kann sie nur spüren. Die Religionen vergessen immer wieder, dass man Spiritualität genauso wenig definieren kann wie Gott, denn Gott ist viel zu groß und viel zu umfassend, als dass er jemals ein erkennbarer Teil unserer weltlichen Wirklichkeit sein könnte. Gott ist zwar begreifbar, aber nicht mit den Mitteln des Intellekts.

Was Heilen ist …

Geistiges Heilen oder Heilen aus der Kraft des Bewusstseins kann aus so vielen Perspektiven erklärt werden, dass eine Definition in ein oder zwei Sätzen nicht möglich erscheint.

Geistiges Heilen ist Zuwendung und Trost, Beratung und Erklärung, die Vermittlung von Sinnaspekten für Krankheit und Leid, für das persönliche Leben. Und am

Grunde der menschlichen Existenz geschieht Heilen über den Kontakt mit höheren Schichten unseres eigenen und letztlich des höchsten und göttlichen Bewusstseins, dessen Spuren jeder von uns in sich trägt. Diese zu erkennen und sie uns aus tiefen Wesensschichten heraus vertraut zu machen, darin liegt der eigentliche Sinn des Heilens.

Wie geistiges Heilen, das Heilen aus der Kraft des Geistes abläuft, lässt sich weitgehend, aber nicht vollständig mit den neuesten Erkenntnissen der Physik erklären. Die Forschungsergebnisse internationaler Spitzenphysiker haben uns in die unendliche Welt der subatomaren Teilchen (Quanten) geführt, welche die Grenze zum Geistigen längst überschritten haben. Ebenso überschreiten sie mit ihrem Verhalten sämtliche Grenzen unseres konventionellen Verständnisses und beeinflussen auf geheimnisvolle Weise die Funktionsabläufe sowohl im Mikrokosmos als auch im Makrokosmos von den Atomen bis zu den Galaxien und zum gesamten Weltall. Von unseren Gedanken gesteuert wirken sie auch auf krankhafte Veränderungen unseres Körpers oder unserer Psyche ein und fördern heilende Prozesse, die durch positive Emotionen wie Liebe, Dankbarkeit, Vertrauen und Vergebung verstärkt werden. Beim Verständnis des Heilens helfen uns auch Erkenntnisse der neuen Forschung über Gehirn und Bewusstsein. Sie können unsere Vorstellungen vom geistigen Geschehen in den zentralen Zugangsbereichen zu unseren Selbstheilungskräften stützen und hier und da auch konkretisieren.

Zur Beantwortung der Frage, wie geistiges Heilen denn »funktioniert«, stehen uns durchaus auch viele naturwissenschaftliche Fakten und Untersuchungsergebnisse zur Verfügung, auf die ich noch eingehen werde. Der zentrale Schlüssel zum Verständnis jedoch liegt in den innersten

Schichten unserer Persönlichkeit, und das bedeutet für viele Heiler die Anbindung an die eigenen spirituellen Schichten tief in ihrem Innern.

Dabei sollte man Spiritualität nicht als Ersatz oder Nachfolgewort für den alten deutschen Begriff Frömmigkeit sehen. Denn Frömmigkeit bezeichnet eine religiöse Lebensauffassung, die sich in einer bestimmten Gesinnung in Bezug auf das Göttliche und im entsprechenden Handeln äußert. Spiritualität mag dies beinhalten, geht aber noch darüber hinaus. Der Begriff bedeutet wörtlich übersetzt die Geistigkeit im Gegensatz zur Materialität des Menschen. Er meint aber auch eine umfassend verstandene Ausrichtung des Lebens auf das Göttliche, das alles umfassende, unerschaffene und nie endende Sein, auf diese schöpferische, Leben spendende und heilende Urkraft. Spiritualität umfasst neben dem Bemühen, Sinn, Aufgabe und Ziel unseres Lebens zu erkennen, die ehrende Akzeptanz der geistigen Wurzeln unserer Existenz und eben auch die Verwirklichung der Impulse, die uns aus diesen Wurzeln zufließen. Wenn wir die Essenz der neuesten wissenschaftlichen Erkenntnisse in diesen Zusammenhang stellen, sehen wir, dass an dieser Schnittstelle Geistigkeit, Innerlichkeit, Bewusstsein, Spiritualität und eben auch die Naturwissenschaften eng miteinander verflochten sind. Daher kann es in der Wertung dieser Bezugsgrößen für das geistige Heilen kein Entweder-Oder geben, sondern nur ein Sowohl-als-auch.

In der praktischen Anwendung versteht man unter geistigem Heilen ganz unterschiedliche Verfahren, die sich oft mehr oder weniger plakativ das Prädikat »für Körper, Geist und Seele« auf die Fahnen geschrieben haben oder die sich als ganzheitliche Heilweisen bezeichnen, was auf dasselbe hinausläuft. Ganzheitlich sollten wir aber nur eine Heilkunst nennen, die alle Ebenen des Heilens und Heilwerdens umfasst, sowohl alles Heilen aus den Ursprüngen des Geistes und des Bewusstseins, als auch alles Heilwerden aufgrund unserer guten Emotionen, von denen die höchste die Liebe ist, Selbstheilung durch Dankbarkeit, Vergebung und Demut, Heilung durch Versöhnung mit uns selbst und Freiwerden von den inneren Schatten unseres ganzen bisherigen Lebens. Gerade hier brauchen wir eine starke, eine aktive Demut, den Mut eben, der uns unsere eigenen Zäune übersteigen lässt und auf den Weg zu unseren Mitmenschen schickt.

Zur ganzheitlichen Heilkunst gehören energetische Heilweisen wie die chinesische Akupunktur und Methoden der Informationsmedizin ebenso wie die Ausschöpfung der Möglichkeiten unserer modern-konservativen Diagnose- und Therapiesysteme. Nur eine Heil-Kunst, die sich all dessen bedient, verdient den Namen ganzheitliche Medizin.

Wir kommen nicht weiter, wenn wir uns ausschließlich auf einen dieser Therapiebereiche beschränken wollen. Unsere Medizin muss sich zu dem ganzen Spektrum der Möglichkeiten bekennen, das sich uns bietet. In der Ausübung jedoch muss jeder Arzt und jeder therapeutisch Tätige selbst entscheiden, wie er seinem Dienst am Patienten am besten gerecht werden will.

Nach all der Erfahrung, die ich in meinem persönlichen und beruflichen Leben gesammelt habe, habe ich mich nach Jahrzehnten als Schulmediziner, Orthopäde, Chirotherapeut und Sozialmediziner entschlossen, mich mit dem geistigen Heilen zu befassen. Es war kein leichter Weg, vor allem in der Phase des Wechsels. Aber inzwischen kenne ich ohnehin keinen Weg mehr, den man im ärztlichen, psychotherapeutischen, physiotherapeutischen oder pflegerischen

Bereich noch als »leicht« bezeichnen könnte, zumal die öffentlichen Mittel für die Finanzierung solcher Berufsausübung immer spärlicher und unsicherer fließen.

Aber wenn wir für uns persönlich etwas als zentral und richtig erkannt haben, als unsere Wahrheit, was bleibt uns dann, als uns dieser Erkenntnis und vor allem diesem Gefühl zu stellen? Wir können natürlich auch so weitermachen wie bisher, nur, zufrieden werden wir dann nicht mehr. Es wird sich anfühlen, als liefen wir vor unserer eigenen Bestimmung davon. Und mit einem solchen Gefühl lebt es sich schlecht. Das Arbeiten unter solchen Voraussetzungen höhlt uns mittel- oder langfristig aus.

Als Facharzt für Orthopädie war ich ein geachteter Mann. Die zehn Stühle in meinem Wartezimmer waren von morgens bis abends besetzt. Hinzu kamen manchmal noch ein paar Patienten, die im Gang standen. Aber eines Tages hatte ich die Wirkung des geistigen Heilens an mir selbst erfahren, und das bewirkte einen grundsätzlichen Gesinnungswandel in meinem Leben, nicht nur im beruflichen Bereich, sondern auch was meine Spiritualität im oben erläuterten Sinne betraf. Ich begab mich also auf die Suche nach Orientierungsmarken im neu erspähten Land, und dabei machte ich reiche und zum Teil widersprüchliche Erfahrungen. Vor allem lernte ich das kennen, was in der Heilerszene – so nannte ich die äußere Erscheinungsform des vor mir liegenden Landes – als esoterisch verstanden wurde. Für meinen Geschmack war vieles davon kaum noch erträglich und zumutbar, und mit Spiritualität hatte es in den meisten Fällen wenig zu tun, ebenso wenig wie mit wirklich gut verstandener Esoterik. Aber es gab Patienten, die auf der Suche nach dem wirklichen Geist und den Segnungen des Heilens waren, und so fielen meine Bemühungen nach einiger Anlaufzeit mehr und mehr auf fruchtbaren Boden. Schließlich verabschiedete ich mich ganz von meiner schulmedizinischen Tätigkeit und konzentrierte mich nur noch auf das Heilen und ganz speziell auf das Heilen mit den Kräften des Bewusstseins und der Spiritualität – was, wie konnte es anders sein, wirtschaftlich den Sprung ins kalte Wasser bedeutete.

Das Ansehen der Ärzte in der Bevölkerung ist in den letzten Jahren deutlich gesunken, was sich die Ärzte in manchen Einzelfällen selbst zuzuschreiben haben. Ihr Einkommen hat sich, je nach Fachgebiet, um die Hälfte oder noch weiter reduziert, wobei die Erträge aus ärztlichen oder anderen therapeutischen Leistungen teilweise nicht einmal mehr ausreichen, um die Weiterführung der Praxis zu finanzieren. Aber glauben Sie bitte nicht, dass es bei Heilern anders um die Wertschätzung bestellt ist. In den Ruf von Vertrauenswürdigkeit und Seriosität zu gelangen ist in diesem Beruf viel schwerer als in Berufen mit staatlichem oder jedenfalls offiziellem Examenszeugnis.

Bis noch vor etwa zehn Jahren war geistiges Heilen in der deutschen Bevölkerung wenig geachtet beziehungsweise kaum bekannt – ganz im Gegensatz zu England, wo das Heilen eine lange Tradition hat und 1976, also kurz nach dem Tod des berühmten englischen Heilers Harry Edwards, offiziell von der staatlichen Krankenversicherung anerkannt wurde. In den USA entwickelten sich *Healing touch* und andere Formen des Heilens, und man findet in jeder einigermaßen gut sortierten Universitätsbuchhandlung Literatur über den Umgang mit der Spiritualität der Patienten. In mehr als der Hälfte aller medizinischen Hochschulen der USA ist der Besuch von Vorlesungen über Spiritualität ein oder zwei Semester lang Pflicht. Auch in vielen Staaten Südamerikas, Asiens und Afrikas spielen Formen des geistigen Heilens traditionell eine wesentliche Rolle für die Gesundheitsversorgung der Menschen.

An einzelnen deutschen Hochschulen gibt es bereits entsprechende Forschungsprojekte, aber hierzulande war das Heilen in breiten Kreisen der Bevölkerung lange verpönt, bei »gebildeten« Menschen noch wesentlich mehr als bei »einfachen« Leuten. Diese Einstellung wurde und wird noch immer von der offiziellen Lehrmeinung der großen christlichen Kirchen unterstützt. Man kann nur hoffen, dass sich der oft beschworene Bewusstseinswandel in Deutschland und überhaupt in der westlichen Kultur auch bei den zuständigen Kirchenführern bemerkbar machen wird.

Geistiges Heilen lässt sich ohne Apparaturen und ohne aufwendige Riten oder Symbole durchführen. Es genügt, dem Patienten die Hände aufzulegen. Wir werden unter der Überschrift »... und wie es funktioniert« noch sehen, was sich dabei abspielt. Die so empfangenen Informationen ergänzen das Bild, das ich mir aus tiefer Intuition heraus von dem betreffenden Patienten mache. Es stimmt zwar, dass man die Ängste oder die Verzweiflung eines Menschen, der vor einem auf der Liege oder Couch liegt, schon mit den visuellen Sensoren erfassen kann. Diese Fähigkeit halte ich nicht für ausschließlich heilerspezifisch. Auch viele Ärzte werden sie haben, auch wenn diese Gabe bei all dem Getriebe und unter dem wirtschaftlichen Druck, den eine moderne Praxis mit sich bringt, leicht auf der Strecke bleiben kann.

Nach ein paar Jahren Übung sind gute Heiler und Heilerinnen so weit, dass sie auch Veränderungen im Energiefeld eines Patienten spüren, und das ist eigentlich die Voraussetzung, um sich bewusstseinsmäßig sehr eng mit dem Patienten zu verbinden und seine mentalen Kräfte zu beeinflussen. Alles Weitere ist so subtil, dass es sich kaum beschreiben, sondern nur erfahren lässt.

Welche Krankheiten denn mit geistigem Heilen behandelt werden könnten, werden wir oft gefragt, meist in ausführlichen E-Mails, in denen ganze Krankengeschichten vor uns ausgebreitet werden. Wenn ein Sprechstundentag acht Stunden hat, könnten wir durchaus noch vier Stunden anhängen, um all diese Fragen zu beantworten. Dazu fehlt natürlich die Zeit, denn die Versorgung von Patienten ist ja nicht unsere einzige Aufgabe in Zusammenhang mit dem geistigen Heilen, wenn auch die wichtigste. Darüber machen sich Patienten in der Regel keine Gedanken – müssen sie auch nicht.

Wir wundern uns jedoch immer wieder, welche doch sehr persönlichen und intimen Daten dem Internet anvertraut werden. Manchmal wird telefonisch angefragt, ob denn angesichts der Umstände (zu lange Anreise, Zeitprobleme) auch eine »Fernheilung« in Frage käme. Die Anrufer haben keine Ahnung, auf was sie da bereit sind sich einzulassen. Sie kennen die Energien nicht, denen sie sich aussetzen wollen, und vertrauen sich in absoluter Arglosigkeit etwas völlig Fremdem an. Aus unserer Sicht stimmt an diesem Modell wenig: Wir kennen die Leute nicht und haben keine persönliche Vorstellung von ihnen, was unsere Arbeit schon sehr erschwert. Wir können nicht abschätzen, in welcher Umgebung sie sich zum Zeitpunkt unserer Bemühungen aufhalten und ob sie überhaupt innerlich bereit sind, sich zu konzentrieren und ihr Bewusstsein zu öffnen. Der Erfolg des Heilens basiert auch auf der Bereitschaft des Patienten, sich selbst auf den Weg zu machen. Mit der üblichen Haltung, mit der die meisten Patienten ohne jede

Bereitschaft zur Mitarbeit oder Mitverantwortung eine ärztliche Dienstleistung oder eine therapeutische Anwendung in Anspruch nehmen, ist es hier nicht getan. Heilen ist keine feinenergetische Strahlenbehandlung, die man einfach aus der Ferne entgegennehmen könnte. Es handelt sich vielmehr um eine Begegnung mit tiefen Schichten der eigenen Persönlichkeit und im weiteren Sinne mit dem Göttlichen. Und mit der Anerkennung und Ehrung des Göttlichen hat unsere westliche Kultur leider immer noch grundlegende Probleme.

Doch zurück zur Frage, welche Krankheiten sich denn mit geistigem Heilen behandeln lassen. Dazu muss ich vorausschicken, dass ich Heilen über das Bewusstsein ganz und gar nicht für eine Art der Therapie halte, die auf Ausschließlichkeit angelegt ist. Sicher gibt es Menschen, die eine viele Jahre dauernde Odyssee hinter sich haben und an den Möglichkeiten unseres westlichen Gesundheitssystems gescheitert sind. Bei ihnen kann – wir haben es in der Praxis in mehreren tausend Fällen erlebt – geistiges Heilen durchaus die Erlösung bringen, sei es nach zehn Jahre dauernden Blasenschmerzen, bei vegetativen Störungen des Magen-Darm-Traktes, chronischer Übelkeit oder Aufstoßen, den immer häufiger therapieresistenten Kreuz- oder Nackenschmerzen, bei einer über Jahrzehnte bestehenden Migräne oder bei Depressionen, Angststörungen, Panikattacken, Unsicherheit und Minderwertigkeitsgefühlen. Oft geht es auch um die Bearbeitung von Schatten aus früheren Jahren, die den Betroffenen weiterhin verfolgen (Missbrauch in der Kindheit, Trennung von Vater oder Mutter unter Schuldzuweisungen ohne die Möglichkeit einer Versöhnung vor deren Tod), um alle möglichen Ereignisse oder Situationen, in denen wir nicht vergeben konnten oder nicht den Mut hatten, um Vergebung zu bitten. Und schließlich möchte ich bemerken, dass uns immer mehr Krebskranke aufsuchen.

Kommt ein Patient zu uns, der auch in »schulmedizinischer« Behandlung ist, raten wir ihm oder ihr nicht, diese Behandlung abzubrechen. Wie sollten wir es beispielsweise verantworten, von einer Chemotherapie abzuraten, die bisher vom Patienten toleriert wurde? Allerdings hat die begleitende Heilbehandlung meist den Effekt, dass die Patienten beispielsweise sagen: »Bisher war die Chemo eine Riesenbelastung für mich, aber seit ich hierher komme, geht es viel leichter.« Einzelne berichten darüber hinaus, ihr Onkologe sei ein wenig verwundert, denn trotz Fortsetzung der Therapie bleibe ihr Blutbild stabil. Immer wieder berichten uns Patienten, die ein paarmal bei uns waren, ihre Ärzte verstünden nicht, wie sich ein Befund so plötzlich zum Positiven verändern könne.

Eine Patientin kam zu uns in Behandlung wegen einer Netzhautablösung des linken Auges. Zu diesem Zeitpunkt war schon eine Laserbehandlung in der Augenklinik geplant, welche auch bald durchgeführt wurde. Zwei Wochen später erschien die Patientin wieder bei uns und erzählte, der Professor habe ihr keine Hoffnungen gemacht, was die Besserung ihrer Sehkraft betraf: »Wir können froh sein, wenn sich der Zustand des Auges nicht wieder verschlechtert, sondern wir den Prozess zum Stillstand gebracht haben. Bitte kommen sie in vier Wochen zur Kontrolle.« Die Patientin war über diesen Ausgang der Augenerkrankung erheblich erleichtert. Nachdem sie noch zwei weitere Male bei uns gewesen war, nahm sie den Termin zur Nachuntersuchung wahr. Der Professor war sehr zufrieden, aber die Bestimmung der Sehschärfe verwirrte ihn dann doch. Er sei ja schon lange im Beruf, aber dass sich die Sehschärfe in einem Fall wie dem ihren verbessere, habe er noch nie erlebt. Recht wortkarg verordnete er ihr eine neue, schwächere Brille. Das Gleiche wiederholte sich sechs Wochen später (die Patientin kam weiterhin zu uns). Eine zweite Brillenkorrektur wurde erforderlich. Und zehn Monate nach der Operation bekam die Patientin ihre dritte Brille, wobei jede schwächer war als die zuvor verordnete.

Oder nehmen wir die Multiple Sklerose. Bei manchen unserer Patienten ruht die Krankheit seit Jahren, nämlich seit sie bei uns in »Behandlung« sind. Die neurologischen Routineuntersuchungen zeigen bei ihnen keine Zunahme der klinischen oder auch kernspintomografischen Befunde. Bei einer jungen Frau waren die sonst typischen Veränderungen des Rückenmarks im MRT nach drei Behandlungen gar nicht mehr zu sehen. Bei anderen Patienten vermindern sich die körperlichen Symptome der Multiplen Sklerose oder es kommt deutlich seltener zu einem neuen Schub. All das ist keine Zauberei, sondern das Resultat einer Heilmethode, die mit den Kräften des Bewusstseins arbeitet, um die Selbstheilungskräfte zu wecken. Bei manchen bösartigen Tumoren oder chronischen Infektionskrankheiten erleben wir ähnliche Phänomene, aber wir lehnen es grundsätzlich ab, irgendwelche Versprechungen zu machen oder eine Besserung konkret in Aussicht zu stellen. Nach der ersten oder nach wenigen weiteren Sitzungen spürt der Patient in aller Regel selbst, dass er eine neue Einstellung zu seiner Krankheit gewinnt. Oft wird ihm bewusst, dass seine Krankheit für ihn nur die Rolle spielen kann, die er selbst ihr einzuräumen bereit ist. Dagegen wirkt die völlige Fixierung auf eine lebensgefährliche Diagnose oder die Festlegung seiner voraussichtlich nur noch sehr kurzen Rest-Lebensdauer durch den Onkologen in jedem Fall verhängnisvoll.

Der amerikanische Arzt Larry Dossey, der damals Vorstandsmitglied eines amerikanischen Internistenverbandes war, sagte: »Der beste Beweis für die Wirksamkeit geistiger Heilweisen ist die Tatsache, dass ihre Erfolge von der Schulmedizin totgeschwiegen werden.«

Viele Untersuchungen und Erhebungen zum Erfolg des Heilens über das Bewusstsein bestätigen: Es gibt Heilerfolge, die sich offenbar über unsere Vorstellungen von den Kausalitäten und Abläufen einer Krankheit hinwegsetzen. Und immer wieder wird deutlich, dass sich unsere konventionelle Medizin zu wenig mit der Persönlichkeit des Menschen beschäftigt und zu einseitig mit den körperlichen Symptomen seiner Krankheit. Aber indem wir chronische Erkrankungen ohne Spiritualität, ohne Hoffnung, Vertrauen und Zuwendung und ohne Kontakt mit unseren innersten Bewusstseinsschichten therapieren, schöpfen wir unsere Möglichkeiten nicht genügend aus und lassen einen wesentlichen therapeutischen Bereich einfach außer Acht.

Konkrete Forschungsprojekte zur Wirksamkeit des geistigen/spirituellen Heilens an dieser Stelle ausführlich darzustellen, halte ich nicht für erforderlich, weil es hierüber gute Zusammenfassungen gibt. Ich möchte mich lieber der »inneren Technologie« zuwenden und hinterfragen, wie das Heilen aus Sicht der neuesten naturwissenschaftlichen Forschungen erklärt werden kann. Auch möchte ich ausloten, welcher Stellenwert den Faktoren Hoffnung, Glaube, Gebet und Meditation eingeräumt wird, und zwar auch von wissenschaftlich-medizinischen Kreisen in Deutschland. Außerdem werden wir sehen, dass die vor einem halben Jahrtausend für den Westen verloren gegangene, umfassende Ganzheit als Grundlage der Medizin längst ihren Wiedereinzug angetreten hat – von großen Teilen der Öffentlich-

keit entweder unbemerkt, willkommen geheißen oder her-
beigesehnt. Wir sollten unseren Patienten keinen Vorwurf
machen, dass sie so lange ausschließlich den Herolden der
modernen, materiebezogenen Medizin hinterhergelaufen
sind und dass sie den Versprechungen der Pharmaindustrie
weitestgehend unkritisch vertraut haben. Wir dürfen auch
Ärzten und Ärztinnen nicht generell den Vorwurf der Un-
terlassung machen. Sie sind in die westliche Kultur und ihre
medizinischen Lehrsysteme hineingewachsen, und als sie
schließlich an der Versorgungsfront standen, hatten sie für
ausführliche Blicke über den Zaun kaum noch Zeit. Ich
kenne Chirurgen und Internisten, die in ihren Kliniken seit
Jahren und Jahrzehnten auf eine 60- bis 80-Stunden-Woche
kommen.

… und wie es funktioniert

In den spirituellen Traditionen der Menschheit finden sich
seit Jahrtausenden unter verschiedenen Bezeichnungen Aussagen über die Existenz und Bedeutung alles umfassender
und allerhöchster Geistes- und Bewusstseinsebenen.

In Indien wurde schon vor 4000 bis 5000 Jahren der
Begriff *Prana* geprägt. Er bezeichnet den Atem des Lebens,
der alles Lebendige durchströmt und ihm Gestalt gibt. Wenige tausend Jahre später ist in der Tora, dem ältesten Teil
der Hebräischen Bibel, vom »astralen Licht« die Rede, das
sich im Alten Testament im Bild der Feuersäule oder des
brennenden Dornbuschs konkretisiert. Die Pythagoreer,
Angehörige einer Philosophenschule, die auf Pythagoras
von Samos zurückgeht, maßen diesem universellen Licht
höchste Wirkungen bei, darunter auch die Heilung von

Krankheiten. Wir finden entsprechende Lehren im Schamanismus, in der Tradition indianischer und afrikanischer Medizinmänner, bei den Tibetern, bei den japanischen Zen-Buddhisten und im Hinduismus.

Im 3. bis 4. Jahrhundert nach Christus beschreiben chinesische Philosophen eine Essenz (*Chi* oder Qi, japanisch *Ki*), die als Grundlage für die gesamte Schöpfung dient. Demnach besteht das ganze Universum aus dieser Essenz oder auch Lebensenergie *(Chi),* die, wenn sie sich sammelt, Materie wird. Auf diese Weise entsteht zum Beispiel unser physischer Körper. Wenn sich das Chi wieder zerstreut, zerfällt die Materie. Und das heißt für den Menschen: Er stirbt. Doch solange er lebt, fließt das Chi durch seinen Körper, belebt diesen und gibt ihm Gestalt, genau wie wir es oben schon über Prana gesagt haben. Der taoistische Arzt und Alchemist Ko Hung (284–364) schreibt: »Der Mensch ist im Chi und das Chi ist innerhalb des Menschen.« Mit anderen Worten: Wir haben Teil an jener Kraft, die das ganze Universum belebt.

Der Sanskrit-Begriff *Chit* bedeutet »absolutes Bewusstsein« und stammt aus dem *Vedanta* (= Ende des Veda), einer indischen Philosophie-Richtung, die auf die Veden (veda = Wissen) zurückgeht. Ein sehr wichtiger Vertreter des Vedanta – genauer gesagt des Advaita-Vedanta – war Shankara (788–820). Die Philosophie des Vedanta wurzelt in der Auffassung, dass ein allumfassendes, grenzenloses Energiefeld existiert, in welches das unendliche Universum eingebunden ist – ein Feld reinen Bewusstseins, das die gesamte Schöpfung durchdringt und enthält. Von Chit, dem grenzenlosen Bewusstsein, wird auch gesagt, es sei ein »Licht heller als tausend Sonnen«. Auch der Sanskrit-Begriff Brahman (nicht zu verwechseln mit Brahma, dem

Schöpfer der hinduistischen Trinität) bezeichnet das »ewige, unvergängliche Absolute, die höchste nicht-duale Wirklichkeit« des Vedanta.

Wissenschaftler des 20. Jahrhunderts erkannten dieses umfassende Bewusstseins- und Energiefeld und nannten es den bewussten, intelligenten Geist, den »Urgrund aller Materie« (Max Planck) oder auch den göttlichen Urgrund. Sie können zwar noch nicht endgültig beschreiben, wie dieser Urgrund entstanden ist, aber sie sind überzeugt von seiner Existenz. Dieses Energiefeld verbindet die gesamte Schöpfung miteinander. Es enthält den Bau- und Evolutionsplan alles Geschaffenen und bildet, ähnlich wie ein riesiger Teleskopspiegel, ein unendliches Gefäß, in welchem das gesamte Universum ruht. Jeder Teil des Feldes ist mit jedem anderen Teil verbunden und spiegelt im Kleinen das gesamte Feld, die Ganzheit eben – ein Phänomen, das seine Entdecker Holographie nannten. *Aktuelle Forschungen haben ergeben, dass wir dieses Feld mit unsern Gedanken und Gefühlen beeinflussen können. Wenn uns das nachweisbar möglich ist, müssten wir auch unsere Wirklichkeit und die uns umgebende Materie, unseren Körper, unsere Psyche sowie unsere Krankheit und Gesundheit beeinflussen können. Und genau das können wir! Lesen Sie nur weiter.*

Die Naturwissenschaft des 20. Jahrhunderts machte es möglich, Geistigkeit (Spiritualität) und Wissenschaft auf vollkommen neue Art zu verknüpfen. Sie erklärte alle Materie zur Schwingung und alle Schwingung zur Energie und knüpfte damit an die Lehren zum Teil längst vergangener Kulturen an. Die Forscher erkannten jetzt, dass wir durch ein umfassendes Energiefeld miteinander und mit der ganzen Schöpfung verbunden sind und dass demnach alles zusammengehört. Damit bestätigten sie den Zusammenhang zwischen Mikro- und Makrokosmos sowie die Lehren von der Einheit alles Seienden und aller Geschöpfe im gesamten Kosmos und vom Innewohnen des geistigen Prinzips in allem, was im Westen bislang als reine Materie betrachtet worden war. Die Lehren des Rene Descartes und das physikalische Weltbild des Isaac Newton hatten ihre letztendliche Gültigkeit eingebüßt. Die ganze reduktionistische Basis unserer Kultur und auch der immer noch herrschenden Medizinsysteme war plötzlich ins Gerede gekommen und musste sich hinterfragen lassen. Ihre Institutionen und deren Vertreter wehrten und wehren sich noch bis aufs Messer – verständlich, denn hier geht es um riesige Einflussbereiche, um Macht, Ansehen und Geltung, um gewisse Ansprüche an Krankheit und Gesundheit, und vielleicht geht es auch um die Felle, die dieser oder jener für seine wirtschaftliche Zukunft davonschwimmen sieht.

Bevor wir uns nun im Einzelnen anschauen, wie wir unsere Wirklichkeit beeinflussen können und worauf das Heilen mithilfe des Bewusstseins beruht, sollten wir uns einige naturwissenschaftliche Phänomene etwas näher anschauen.

Felder

»In dieser neuen Physik ist kein Platz für beides, Feld und Materie, denn das Feld ist die einzige Wirklichkeit.«
Albert Einstein

Es gibt Strukturen, die allem Leben und aller Materie zugrunde liegen: Energiestrukturen, unsichtbare Kraftfelder, nach denen sich unsere Wirklichkeit ordnet. Sie sind mit dafür verantwortlich, dass unser ganzes Universum ein dynamisches Gewebe bildet. Sie steuern unsere Existenz und unsere höchsten geistigen Funktionen. Sie entscheiden über Gesundheit und Krankheit und liefern alles, was uns heilen lässt.

In der modernen Physik, die nicht mehr auf einem rein mechanistischen Weltbild beruht und nicht mehr festliegenden Gesetzen folgt, hat der Feldbegriff eine zentrale Bedeutung erlangt. Felder sind die Grundlage aller Kräfte, und die Träger der Felder sind fluktuierende Wellen. Das Feld besteht also nicht aus materiellen Strukturen und: Man kann es zwar nicht sehen und auch nicht berühren, aber messen.

Dagegen leiten sich die immer noch weit verbreiteten Vorstellungen über die Welt und unseren Platz darin von Ideen ab, die im 17. Jahrhundert formuliert wurden, aber nach wie vor von vielen als das Grundgerüst der modernen Wissenschaft betrachtet werden: Newton beschrieb das Universum als Maschine. Descartes verkündete, der menschliche Geist sei getrennt vom Körper, einer gut funktionierenden Maschine, stehe außerhalb des Universums und schaue von außen hinein. Charles Darwin lieferte eine Theorie der Evolution, die von der Vorstellung ausging, das menschliche Leben beruhe auf Zufall, dem Recht des Stärkeren, Sinnlosigkeit und Einsamkeit. Das waren die Grundlagen dafür, dass in der Folge Gott und das menschliche Bewusstsein aus dem Mittelpunkt der Welt verdrängt wurden. Die umfassende Ganzheit wurde auseinander geblasen wie Blätter im Herbststurm.

Die Quantenphysiker gelangten seit den Zwanzigerjahren des 20. Jahrhunderts immer mehr zu der Einsicht, dass unser Geist, unser Körper, alle Materie und das gesamte Universum von einem universalen Energiefeld durchwebt seien. Sie befreiten uns von der Isolierung des Geistes von

der Materie und gaben uns die Grundlagen für die Rückkehr der umfassenden Ganzheit zurück. Denn die subatomaren Teilchen, so erkannten sie, existieren in den verschie-
densten Daseinsformen bis zu dem Zeitpunkt, zu dem wir
sie beobachten. Dann erst werden sie zu real existierenden
Teilchen.

Einen weiteren Hinweis für das allem zugrunde liegende
Energie-Feld finden wir, wenn wir uns die Gedanken des
Biologen Rupert Sheldrake vor Augen führen. Wenn wir
heute betrachten, wie sich die Dinge in unserer Welt gestalten und wer den Lebewesen letztlich ihre Form gibt, stoßen
wir auf die von Sheldrake so genannten morphogenetischen
(oder morphischen) Felder. Er schreibt in seinem Buch *Das
schöpferische Universum*: »Die morphogenetischen Felder
prägen und steuern die gesamte belebte und unbelebte
Schöpfung. Und obwohl die Felder frei von Materie sind,
wirken sie doch über Raum und Zeit und können auch über
Raum und Zeit hinweg verändert werden.«[5] Sheldrake
macht am Beispiel von Affen, die auf einer isolierten Insel
leben, folgendes deutlich: Sobald ein Angehöriger einer biologischen Gattung ein neues Verhalten erlernt hat, verändert sich sein morphogenetisches Feld. Das Beibehalten des
neuen Verhaltens über längere Zeit beeinflusst die morphische Resonanz, eine Wechselwirkung zwischen allen Angehörigen der gesamten Gattung, mit der Folge, dass sich irgendwann die ganze Gattung auf die neue Weise verhält.
Die morphogenetischen Felder sind also die eigentliche Ursache für Ordnung, Regelmäßigkeit und Konstanz im Universum, machen aber auch ganz neue Verhaltensweisen und
Verhaltensformen möglich.

Daraus ergibt sich, dass wir nicht ursprünglich als biologische Wesen, sondern aus einer geistigen Grundstruktur

heraus entstanden sind. Alles, von den Molekülen und Organen bis zu Kulturen, Gesellschaften und Galaxien, ist von morphischen Feldern bestimmt. Durch ein alles zusammenfassendes Gedächtnis (morphische Resonanz) sind diese Felder mit ähnlichen Systemen aller Kulturen und Zeiten verbunden. Die morphische Resonanz ist für Sheldrake »der Einfluss von Gleichen auf Gleiche über Raum und Zeit hinweg«. Er ist der Auffassung, dass sich die morphischen Felder von den bekannten elektromagnetischen und anderen bekannten Feldern unterscheiden, »weil sie über Generationen hinweg mit einem innewohnenden Gedächtnis für die korrekte Form Gleichartiges durch ihre Schwingungen verbinden.«[6]

Morphogenetische Felder sind quasi Gestalt verleihend, das heißt, sie sind geistige Vorentwürfe unseres individuellen Seins. Mehr noch, wir können annehmen, dass sie dem gesamten Universum als Vorentwurf gedient haben, weil sie aus einer umfassenden morphogenetischen Struktur alles Existierenden stammen. Diese Felder sind übergeordnete geistige Strukturen, und schon allein deshalb ist die Aussage zulässig, dass wir einem geistigen Urgrund entstammen. Wir sind auch mehr als unser Intellekt und mehr als unser Ich-Bewusstsein. Es gibt den heiligen Raum in uns. Es gibt Welten außerhalb unseres Vorstellungsvermögens, Welten von unvorstellbaren Ausmaßen, die jede rationale Erkenntnis übersteigen. Wir sollten nicht nach einer wissenschaftlichen Erklärung für alles suchen. Es gibt Wahrheiten, tiefste Wirklichkeiten, die nur in der mystischen Erfahrung erkennbar sind. Wirklichkeiten, in denen ein Mensch dem Geheimnisvollen, dem Mystischen, dem Unsagbaren begegnen kann. Solche Wirklichkeiten sind nur erfahrbar und nicht Objekte unserer intellektuellen Suche.

Der Sinn eines morphogenetischen Feldes ist die Mitteilung eines genetischen Codes, der zur Gestaltung der Wirklichkeit dient. Das Feld enthält also Information, »die in jeder dimensionalen Komplexität strukturiert sein kann. Dieses Informationsfeld lenkt die Bewegungen des Elektrons, so wie ein Radarstrahl über den Autopiloten die Bewegungen und den Kurs eines Schiffes lenkt. Die gesteuerte, so vorgenommene Bewegung des Elektrons ist gleichzusetzen mit der Bedeutung der Information.«[7]

Die PEAR-Studien

Wenn wir uns fragen, wie Heilen funktioniert, müssen wir uns natürlich zuerst fragen, wie Geist und Energie die Materie beeinflussen können.

In einer zehn Jahre dauernden Untersuchungsserie widmeten sich der amerikanische Physiker Robert Jahn und seine indianische Mitarbeiterin Brenda Dunne der Klärung dieser Frage. Jahn wurde später Dekan der naturwissenschaftlichen Fakultät an der Princeton University in New Jersey. Albert Einstein und John Archibald Wheeler, ein Pionier der Quantenphysik, hatten an dieser renommierten Hochschule gelehrt, die in dem Ruf stand, die besten Physiker Nordamerikas hervorzubringen. Die Versuche Jahns, die 1987 als PEAR *(Princeton Engineering Anomalies Research)*-Studien bekannt wurden, wiesen mit höchster statistischer Sicherheit nach, dass der Verstand der Versuchspersonen bei entsprechender Konzentration materielle Systeme (sogenannte Versuchsmaschinen) beeinflussen beziehungsweise verändern kann. Die Studien wurden von zahlreichen Forschern hunderte Male wiederholt und die

Ergebnisse wurden immer wieder als absolut zuverlässig bestätigt. Zunächst arbeiteten Jahn und Dunne mit rein mechanischen Versuchsmaschinen. Später entwickelten sie ein elektronisches System, *Random Event Generator* (REG) genannt, das den Vorteil hatte, in relativ kurzer Zeit sehr viel mehr Experimente durchführen zu können.

Jahn und Dunne führten ihre Untersuchungen mit wissenschaftlicher Genauigkeit und Akribie durch, und auch von anderen Forschungsgruppen sind die Ergebnisse so oft reproduziert worden, dass sie als absolut aussagekräftig und zuverlässig gelten können. Auch waren die Ergebnisse eindeutig personenspezifisch, das heißt, auch in wiederholten Versuchen hatte ein und dieselbe Person das gleiche Muster in ihrer Wirkung auf die Maschinen beziehungsweise die Versuchsanordnung. Arbeiteten zwei Personen gemeinsam, zeigte sich ein anderes Muster in den Ergebnissen als bei beiden Einzelpersonen. Der Effekt war dann etwa siebenmal stärker als bei Einzelpersonen. Gemischtgeschlechtliche Paare kamen zu besseren Resultaten als gleichgeschlechtliche, und zwei Personen, die eine herzliche Vertrauensbeziehung hatten, erzielten die besten Resultate. Bei ihnen war die Effektivität des Einflusses auf die rein materielle Versuchsanordnung am höchsten. Ich kann sehr wohl verstehen, dass die Ergebnisse dieser Studien zunächst Argwohn bei Ihnen auslösen, ebenso wie bei den Meinungsträgern der Princeton-Universität, die um den guten Ruf ihrer Hochschule bangten. Und dennoch sind diese Ergebnisse statistisch besser abgesichert als fast jedes andere Forschungsergebnis, besser sogar als die Tatsache, dass wir Menschen sterben müssen.

Die PEAR-Studien führten international zu weiteren Untersuchungen über die Beeinflussbarkeit der Materiestrukturen durch den Geist. Auch diese Untersuchungen zeigten absolut verblüffende Ergebnisse und bestätigten die betreffenden Phänomene. Sie waren nur erklärbar mit der Annahme eines umfassenden Energiefeldes, das alles mit allem verbindet und über das schon seit vielen Jahrhunderten nachgedacht, philosophiert, meditiert und geschrieben worden war.

Aber der endgültige Beweis für die Existenz dieses Energiefeldes existiert erst seit einigen Jahren, und dazu haben die folgenden Experimente entscheidend beigetragen.

Webstuhl der Wirklichkeit

1995 wurde in den USA eine Arbeit des russischen Forschers Vladimir Poponin veröffentlicht, und zwar unter dem Titel *The DNA Phantom effect: Direct Measurement of a New Field in the Vacuum Substructure*.[8] Darin berichtet Poponin von Versuchen, die er und Peter Gariaev, beide Mitglieder der russischen Akademie der Wissenschaften, über die Wirksamkeit von DNS-Molekülen auf Photonen (kleinste Lichtteilchen) gemacht hatten.

Sie hatten in einer speziellen Röhre ein Vakuum erzeugt, und das einzige, was in diesem Vakuum blieb, waren Photonen. Ihre Beobachtungen zeigten, dass sich die Photonen zunächst völlig ungeordnet in der Röhre aufhielten. Dann brachten sie menschliche DNS-Moleküle in die Röhre ein mit der Folge, dass sich die Photonen jetzt auf ganz andere Weise anordneten: Wie von einer verborgenen Choreographie dirigiert, bildeten sie nun regelmäßige Muster, was die Vorstellungen der konventionellen Physik auf den Kopf stellte. Als Poponin und seine Kollegen dann die DNS-Moleküle entfernten, kehrten die Photonen nicht etwa in eine chaotische Anordnung zurück, sondern blieben in ihrer Ordnung, so als wären die DNS-Moleküle noch anwesend (Poponin: »... überraschend und entgegen all unserer Annahmen ...«).

Was genau wirkte auf die Photonen ein, als die DNS-Moleküle nicht mehr anwesend waren? Es schien ja, als seien Photonen und DNS immer noch durch irgendetwas verbunden, nachdem sie räumlich voneinander getrennt worden waren. Poponin und Gariaev bezeichneten das, was sie beobachtet hatten, als den DNS-Photonen-Effekt.

Poponin selbst meinte, seine Entdeckung sei »von höchster Wichtigkeit für die Erklärung und das tiefer gehende Verständnis der subtilen Energiephänomene, *unter anderem vieler der beobachteten Heilphänomene mit alternativen Methoden.*«[9] Ganz zweifellos konnte die DNS das Verhalten von Lichtteilchen beeinflussen, und diese Lichtteilchen sind die Energie, die Essenz unserer Welt. Mithin war erwiesen, dass es eine Art von Energie gibt, die bis dahin noch nicht bekannt war und dass Zellen (hier DNS) durch diese Energie Materie beeinflussen können. Poponin und Gariaev hatten demonstriert, dass eine messbare Verbindung zwischen Leben und den Bausteinen der Materie besteht. Dies sollten die folgenden Experimente noch untermauern.

Ebenfalls in den 1990er-Jahren untersuchten amerikanische Forscher, ob »menschliche Gefühle eine direkte Wirkung auf die Funktion unserer Körperzellen und speziell der DNS haben, auch wenn diese Zellen nicht mehr Bestandteil unseres Körpers sind (was man nur erwarten konnte, wenn man von der Existenz des oben gefundenen Energiefeldes ausging).«[10] Den Versuchspersonen wurden Gewebeproben und DNS entnommen, die man dann in einen anderen Raum und später sogar noch viel weiter weg brachte und beobachtete. Mit speziellen Geräten sollte überprüft werden, ob die isolierte DNS noch auf die Gefühle des Spenders reagierte. In einem Fall war der Spender über 500 Kilometer von seiner DNS entfernt. Die Testpersonen wurden nun wechselnden Gefühlen ausgesetzt, indem man ihnen verschiedene Videoaufnahmen zeigte: brutale Kriegsszenen, erotische Bilder oder komödiantisch komische Szenen. Die ihnen entnommene DNS wurde, während sie selbst diese ganz unterschiedlichen Emotionen durchlebten, mit sensibelsten Messgeräten beobachtet, und es wurde deutlich, dass sich der Molekülverband mit den Gefühlen veränderte, obwohl sich die DNS nicht mehr im Körper befand. Die Folgerung war: Unsere Gefühle vermögen unsere DNS zu beeinflussen, auch wenn sie weit entfernt von uns ist. Auch das ist eine Bestätigung für ein alles verbindendes Feld. »Wenn der Spender eine emotionale Erfahrung machte, reagierte die DNS so prompt, als wäre sie noch Teil seines Körpers.« Dr. Jeffrey Thompson, einer der Forscher, der an diesem Experiment teilgenommen hat, sagt: »Es gibt keinen Punkt mehr, an dem der Körper endet und keinen, wo er anfängt.«[11] Außerdem wurde die Zeitspanne zwischen der Empfindung des Spenders und der Reaktion der Zelle bestimmt. Die Übertragung erfolgte ohne Zeitverzögerung. Im selben Augenblick, in dem die Empfindung entstand, reagierte die DNS, egal wie weit die Zellprobe vom Spender entfernt war. Die Zeiten wurden mit einer Atomuhr gemessen. Man fand nicht den winzigsten Zeitunterschied. Gefühl und Zellveränderung waren zeitgleich. Das Energiefeld transportierte ohne Zeitverzögerung.

Gregg Braden, auf den ich mich bei dieser Darstellung beziehe, fasst die Experimente so zusammen:

> »Es gibt eine bisher unbekannte Energie zwischen lebendigen Geweben.

> Zellen und DNS kommunizieren über dieses Energiefeld.

> Menschliche Gefühle haben eine direkte Auswirkung auf die DNS.

> Dabei scheinen Entfernungen keine Rolle zu spielen.«[12]

Von 1992–1995 forschten auch Glen Rein und Rollin McCraty vom *Institute of HeartMath* in Boulder Creek, Kalifornien, über die Auswirkung von Gefühlen auf die DNS. Sie isolierten in einem Glasgefäß menschliche DNS und setzten sie starken Emotionen aus. Diese Tests wurden mit fünf Personen durchgeführt, die Erfahrung mit Meditation hatten und derart starke Emotionen in sich wachrufen konnten. Dabei wurden die DNS-Proben elektrisch und durch höchstauflösende Spezialkameras auch optisch überwacht. Auch hier zeigte sich: Die Testpersonen waren in der Lage, nur durch ihre Gefühle die DNS-Moleküle im Glasgefäß zu beeinflussen, ohne dass ein direkter körperlicher Kontakt zu den Zellen bestand. Eindeutige Schlussfolgerung: Menschliche Gefühle beeinflussen die Gestalt der DNS.

Die Experimente lassen folgende Rückschlüsse zu:
> Menschliche DNS hat einen direkten Einfluss auf Photonen.

> Wir sind mit unserer DNS verbunden, auch wenn sie sich nicht mehr in unserem Körper befindet.

> Menschliche Gefühle wirken unmittelbar auf unsere DNS, die wiederum auf Photonen wirkt. Damit ist sie der Schlüssel zur Beeinflussung von Materie, Zuständen, Geschehnissen sowie Gesundheit und Krankheit.

Denn aus der energetisch codierten Informationsfülle der Photonen ergibt sich das Bild der Schöpfung.

Das Licht in unseren Zellen

Erste Anzeichen dafür, welche Rolle Photonen für die Informationsübertragung zwischen den Zellen und damit für die Steuerung der lebensnotwendigen Abläufe in unserem Körper spielen, wurden Mitte der 1970er-Jahre entdeckt und nachgewiesen. Der Physiker Fritz Albert Popp stellte 1976 fest, dass biologische Systeme (Pflanzen, Menschen und Tiere) in ihren Zellen Licht speichern können. Dieses Licht, so Popp, sei in hohem Maße geordnet, also kohärent, noch stärker kohärent als das Licht eines Lasers, weshalb es noch stärker als ein Laser in der Lage sei, Informationen zu speichern und zu transportieren. Lebende Zellen waren, wie Popp herausfand, auch in der Lage, das aufgenommene Licht wieder abzugeben, und er vermutete, dass diese Strahlung alle Lebensprozesse steuere und aufrechterhalte. Das Leben der Zellen und überhaupt des gesamten Organismus würde also nicht nur von chemischen Abläufen gesteuert, sondern auch von Licht in Form eines hochgradig geordneten Photonensystems. Dafür sprach nach Meinung von Popp auch die Überlegung, dass in einer Zelle des menschlichen Körpers 100 000 chemische Reaktionen pro Sekunde ablaufen, und das erfordere bei den etlichen Billionen Zellen, aus denen wir bestehen, ein ungeheuer großes Steuerungs- und Koordinierungsprogramm, das die Möglichkeiten der relativ »langsamen« chemischen Verarbeitung bei weitem übersteige. Eine solche Aufgabe könne nur ein System erfüllen, das mit Lichtgeschwindigkeit arbeite, ein

Photonensystem. Konnte es sein, dass diese »Biophotonen-Emissionen« die Grundlage für ein so unvorstellbar großes Kommunikationssystem bildeten, das alle Zellen im ganzen Körper mit Informationen versorgte?

Popp, dessen Biophotonentheorie in der wissenschaftlichen Öffentlichkeit zunächst heftig kritisiert wurde, konnte schließlich viele internationale Forscherkollegen davon überzeugen, dass es ein Kommunikationssystem innerhalb des Körpers gibt, das aus einem komplexen Netzwerk von Resonanzen und Frequenzen besteht. Aus einem Zusammenschluss entsprechender Forschungsgruppen gründete er 1995 das *International Institute of Biophysics,* das seinen Sitz in Neuss am Rhein hat. Heute arbeiten etwa 40 Forschergruppen weltweit an Fragen der Biophotonik.

Popp wies beispielsweise nach, dass Wasserflöhe das Licht ihrer Artgenossen aufnehmen. Das Gleiche ergab sich bei der Untersuchung von kleinen Fischen. Diese Wellenresonanz ist also offenbar nicht nur wesentlich für die Steuerung des eigenen Organismus, sondern auch zwischen verschiedenen Lebewesen. Am Bewegungsverhalten von Fisch- oder Vogelschwärmen erkennt man leicht, dass die Tiere, so groß ihre Zahl auch sein mag, zu einer augenblicklichen Koordination finden, etwa bei plötzlichem Richtungswechsel des ganzen Schwarms. »Wenn wir die Photonen anderer Lebewesen aufnehmen könnten, dann wären wir vielleicht auch fähig, diese Information zu nutzen, um unser und anderer Menschen Licht zu korrigieren, wenn es seine Kohärenz verloren hat«[13], also im Falle einer Erkrankung.

Popp fand durch seine Experimente heraus, dass Photonen die Prozesse in unserem Körper steuern. Die Moleküle in den Zellen reagieren auf bestimmte Photonenfrequenzen, und Popps Ergebnisse bestätigten einerseits, dass die DNS der wichtigste Lichtspeicher und die entscheidende Biophotonenquelle der Zellen ist, und andererseits, dass DNS-Moleküle Licht in unterschiedlichsten Frequenzen abstrahlen. Popp kam zu der Auffassung, dass das »Licht in unseren Zellen« möglicherweise der Schlüssel für Gesundheit und Krankheit sei, denn seine Versuche belegten, dass Gesundheit offenbar ein Zustand perfekter Quantenkommunikation ist und Krankheit ein Zustand, bei dem diese Kommunikation zusammenbricht. Wenn wir krank sind, schwingen unsere Wellen nicht mehr synchron.

Damit ergab sich eine Verbindung zu den Untersuchungen von Poponin und Gariaev, die nachgewiesen hatten, dass DNS-Moleküle den Schwingungszustand von Photonen dirigieren, dass unsere Gefühle unsere eigenen DNS-Moleküle auch außerhalb unseres Körpers über große Entfernungen steuern können und dass es sogar möglich ist, durch kohärente Gedanken und Gefühle die DNS anderer Lebewesen zu beeinflussen.[14] Fritz Albert Popp konnte außerdem eine Fülle von Ergebnissen über die Wirkung von Photonen (Lichtquanten, »Biophotonen«) als steuernde Elemente in unseren eigenen Zellen und bei der Übertragung der Photonenstrahlung auf andere Lebewesen zusammentragen.

In den Forschungsberichten, die sich mit dem Einfluss von Photonen auf unser Leben, unseren Organismus und vor allem auf die menschliche DNS befassen, findet man reichlich Hinweise darauf, welche Möglichkeiten uns durch diese »innere Technologie« für die Beeinflussung von Gesundheit oder Krankheit eröffnet werden. Auch bieten sie eine Erklärung für die Wirkung vieler alternativer Heilweisen, wie beispielsweise Homöopathie und Akupunktur und ganz besonders das Heilen mit der Kraft des Bewusstseins, das geistige Heilen. All diesen Heilweisen liegt ein gemeinsames Prinzip zugrunde: Sie bedürfen keiner chemischen oder physikalischen Einflussnahme auf den Patienten, sondern resultieren aus den Möglichkeiten, die unsere Gedanken und Gefühle uns bieten, um die Quantenvorgänge in unserem Organismus zu beeinflussen.

Wir konnten der Beschreibung der vorgenannten Versuche entnehmen, dass bei der Übertragung quantencodierter Informationen Entfernungen zwischen Sender und Empfänger überhaupt keine Rolle spielen. Wir können also davon ausgehen, dass wir alle mit Allem verbunden sind, wir Menschen untereinander und jeder von uns mit der gesamten Schöpfung, und dass dies nicht nur für die Gegenwart gilt, sondern auch für Vergangenheit und Zukunft. Aber wie kann jenes umfassende Kommunikationsnetzwerk aufgebaut sein, das für die quantenartigen Informationsstrukturen keine Zeit und keine Entfernungen kennt? Es muss ein nichtmaterielles System sein, das aber mit dem höchsten Grad an Wirklichkeit alles überall und gleichzeitig sein lässt, ein absolut umfassendes Verbundsystem. Vielleicht brauchen unsere Emotionen bis zu der DNS, die sie beeinflussen wollen, um auf diese Weise schöpferische Impulse auf den Weg zu bringen, gar keine Entfernung zurückzulegen. Vielleicht liegt ja nur scheinbar, nur in der äußeren Realität eine Entfernung dazwischen. Vielleicht fand nicht einmal eine Übertragung statt, sondern Gefühl und DNS-Antwort sind ein und dasselbe, weil sie ja im selben Urgrund codiert sind. Die einzige Erklärung ist wirklich die Existenz eines Quantenfeldes, das alles enthält und verbindet. Vielleicht erklärt sich damit auch die absolute Einheit aller Schöpfung, die umfassende Ganzheit, von der Mystiker auf der ganzen Welt gesprochen haben.

Welche Rolle spielt nun die DNS, die in den vorgenannten Forschungen so entscheidend ist?

Kommunikationszentrale DNS

Unser Körper besteht aus 100 Billionen Zellen. Das sind 15 000 mal mehr Zellen, als Menschen auf unserem Planeten leben und immerhin noch tausendmal mehr, als es Sterne in unserer Galaxie gibt.

Nun sterben aber auch 600 Milliarden Zellen täglich ab, und ebenso viele werden täglich wieder aufgebaut (10 Millionen Zellen pro Sekunde). In und zwischen den Zellen finden nach Warnke pro Sekunde 10^{30} chemisch-physikalische Operationen statt.[15] Wenn wir diese Betrachtung noch ein wenig ausweiten, erfahren wir, dass alle fünf Tage die komplette Magenschleimhaut erneuert wird, und zwar bis auf die letzte Zelle. In jeweils 30 Tagen hat sich die Haut erneuert. Alle paar Monate bekommen wir ein neues Knochensystem. Unsere roten Blutkörperchen (Erythrozyten) haben eine Lebensdauer von etwa zwei Monaten. Pro Stunde werden 200 Millionen Erythrozyten neu gebildet, und nach etwa einem Jahr sind 98 Prozent unserer gesamten Atome durch neue ersetzt (festgestellt durch Radioisotop-Analyse am *Oak Ridge National Laboratory*, Tennessee).[16] Dies alles wird von der DNS gesteuert – fürwahr, ein volles Programm. Die DNS-Moleküle und die darin enthaltenen Quanten erneuern sich im Gegensatz zu allen anderen Bestandteilen der Zellen *nicht*. Von anderen physikalischen Größen her kann man bei den DNS-Molekülen auf eine Lebensdauer von 30 000 Jahren schließen. Dies entspricht nach Warnke fast exakt der

Zeitspanne, in der sich unsere Menschenart, der *Homo sapiens* verbreitet hat.

Das legt die Vermutung nahe, dass die DNS als gigantische Kommunikationszentrale nicht nur in unserem Leben, sondern auch weit darüber hinaus eine enorm wichtige Rolle spielt. Fritz Albert Popp sagt sogar voraus, dass sich die DNS noch als Schnittstelle zwischen Nichts und Etwas, zwischen Vakuum und Energie erweisen wird. In unserem speziellen Sinne impliziert der Begriff des Vakuums auch die Verbindung zum Kosmos, zu den höheren Dimensionen oberhalb unserer Raumzeit, zum Hyperraum.

Die DNS befindet sich im Kern einer jeden Zelle und besteht aus 23 Chromosomenpaaren. Jedes Chromosom enthält 40 000 Gene, welche die ererbten persönlichen Charakteristika jedes einzelnen Individuums festlegen. Die DNS ist aber nicht nur für unsere Erstausstattung zuständig, sondern enthält auch Anweisungen für die Aufrechterhaltung aller Funktionen im Riesenunternehmen Mensch. Sie steuert den Aufbau und die Verteilung von Energie innerhalb des Organismus und sorgt für die Bereitstellung bestimmter Eiweißkörper, die diese Energie verwalten und zur Anwendung bringen (beispielsweise Enzyme und Hormone).

Das, was wir als DNS-Molekül bezeichnen, hat imponierende Merkmale. Es ist zwar nur 5 µm (Mikrometer) breit, dafür aber zwei Meter lang. Bei genauerer Betrachtung erkennt man, dass es sich um ein spiralig aufgerolltes Gebilde handelt, das aus zwei jeweils zwei Meter langen Polynukleotidketten besteht, die sich wiederum aus etwa zehn Milliarden Einzelmolekülen zusammensetzen. Diese beiden Ketten werden durch spezielle basische Ringmoleküle zu einer Doppelspirale (Doppelhelix) verknüpft und sehen dann aus wie eine Strickleiter. Die in der DNS enthaltene Erbinformation bringt sich in der Reihenfolge der Basen (Ringmoleküle) zum Ausdruck. DNS-Abschnitte aus jeweils 600–1800 Basenpaaren bilden ein Gen, das für ein bestimmtes Merkmal zuständig ist.

Der Code besteht zunächst aus vier organischen Basen in unterschiedlicher Kombination, nämlich Adenin, Cytosin, Guanin und Thymin. Ein Übersetzungsmechanismus wandelt diesen Vierer-Code dann in einen Zwanziger-Code um: in einen Code aus 20 Buchstaben, die für die 20 Aminosäuren stehen. Damit ist die Grundlage für die Bildung spezieller Eiweißverbindungen geschaffen. Ein DNS-Molekül gibt, biochemisch gesehen, seine Informationen dadurch weiter, dass sich die Basenpaare eines Stranges spalten (als würde ein Reißverschluss geöffnet) und sich an jeden Einzelstrang ein neu geschaffenes Molekül nach dem Muster des vorhandenen Stranges anlagert. So werden aus einem Riesenmolekül zwei neue. Allerdings – und das ist das Erstaunliche – werden nur fünf Prozent des zwei Meter langen DNS-Moleküls zur Speicherung der Erbinformation genutzt. Bei den übrigen 95 Prozent handelt es sich um anscheinend sinnlose Buchstabenketten, die von den Molekularbiologen als »Junk-DNS« bezeichnet werden.

Nun entspricht es aber nicht dem, was wir über die Evolution wissen, Sinnloses viele tausend Jahre mitzuschleppen. Also fragen sich die Wissenschaftler: Was sollen die 95 Prozent Speicherkapazität in Warteposition? Ist das eine Informationsreserve für weitere Evolutionsschritte? Wären wir mit einer besser ausgestatteten DNS in der Lage, 100 Jahre und länger zu leben? Immerhin wissen die Historiker, dass manche Menschen im Altertum 800 Jahre und älter wurden, was beispielsweise von den vorsintflutlichen Menschen in der Bibel behauptet wird. War die DNS dieser Menschen vielleicht noch anders ausgestattet als die von uns heutigen Menschen?

Es gibt aber auch Erklärungen, die sich mit unserer ganz aktuellen Situation befassen. Der Biophysiker Dieter Broers sagt: »Uns liegt inzwischen ein ausgereiftes Modell vor, nach welchem uns die DNS als Kommunikationsmedium ausgewiesen wird: Sie sendet und empfängt Informationen und speichert sie in einer Datenbank ab, die außerhalb unserer Raum-Zeit-Dimensionen liegt. Sämtliche geistigen Informationen wie unsere Erfahrungen, Gedanken usw. gehen in Verarbeitungs- und Speicherbereiche ein, die mit unserem materiellen Bauplan (Genom/DNS) gekoppelt sind. Auch diese Vorgänge finden außerhalb unserer Raum-Zeit-Dimensionen statt.«[17] Die DNS hat also direkten Zugang zum Hyperraum. Sie ist unser Schlüssel zum Schaltraum der Schöpfung. Auch weisen weitere Forschungsergebnisse darauf hin, dass die DNS als zentraler Informationsspeicher der Zelle größter Lichtspeicher ist; sie arbeitet informatorisch direkt durch Beeinflussung des Biophotonenfeldes und ist sowohl Photonenspender als auch -empfänger. Ein Blick in die noch junge Geschichte der DNS-Forschung soll unseren Überblick über das Phänomen DNS abrunden.

Im Jahr 1953 beschrieben zwei junge Wissenschaftler – James D. Watson, 24, Biochemiker aus den USA, und Francis Crick, 36, Physiker aus Großbritannien – erstmals den strukturellen Aufbau des DNS-Moleküls. Die Molekular-Chemie war nicht ihr beruflicher Schwerpunkt, um es zurückhaltend auszudrücken. Dennoch gelang es ihnen am 28. Februar 1953, über ihren Tellerrand zu schauen und den Aufbau der DNS als Doppelhelix (Doppelspirale) zu erkennen. Die Umstände, die dazu führten, muten aus dem

Blickwinkel des wissenschaftlichen Arbeitens gesehen geradezu ungewöhnlich an.

Zu diesem Zeitpunkt hatten die beiden erst 18 Monate an ihrem Thema geforscht und noch keinen konkreten Versuch selbst durchgeführt, aber immerhin hatten sie viel bereits vorhandenes Material zusammengetragen. Hinzu kamen ein paar geniale Einfälle, und dann brauchten sie nur noch eins und eins zusammenzuzählen, um den Aufbau des DNS-Moleküls zu erkennen. Wenige Wochen später, am 25. April 1953, veröffentlichten sie einen nur 900 Wörter langen Artikel über ihre Entdeckung in dem berühmten Wissenschaftsmagazin *Nature* und lösten damit eine Revolution in der naturwissenschaftlichen Welt aus. Neun Jahre später, also 1962, erhielten sie den Nobelpreis für Medizin. Sie hatten den Code für die Entstehung des Lebens entschlüsselt. »Ich glaube, nur wenige Entdeckungen waren von so perfekter Schönheit«, beschreibt James Watson das, was er da zusammen mit seinem Freund Francis Crick herausgefunden hatte.[18]

Es war nicht das erste Mal, dass das Schlangensymbol in der Kulturgeschichte der Menschheit eine Rolle spielte, vor allem das Symbol zweier umeinander gewundener Schlangen – die Doppelspirale oder auch Doppelhelix. Eine oder zwei Schlangen begleiteten schon Asklepios, den griechischen Gott der Heilkunst. Im alten Indien galten Schlangen als heilend und heilig. Auf einer Felsenzeichnung am Drakensberg in Südafrika findet sich eine 35 000 Jahre alte Zeichnung, auf der sich eine Schlange um eine in die Länge gezogene menschliche Gestalt windet. Schlangenmotive finden sich auch auf den Wänden der prähistorischen Höhlen von Lascaux in Frankreich und in den Felsenmalereien der kalifornischen Ureinwohner.

Manche Forscher vermuten, es handle sich bei diesen Darstellungen um die Wiedergabe von Bildern, welche die Schamanen bei ihren geistigen Reisen unter dem Einfluss psychedelisch wirkender Rauschmittel wie etwa Ayahuasca gesehen haben. Heute noch berichten sehr viele der befragten Schamanen im Amazonasgebiet, sie hätten ihre Weisheit im Traum von Schlangen erhalten.

Ayahuasca enthält DMT, eine psychedelische Substanz ähnlich dem LSD. Auf den Bildern des Malers Pablo Amaringo, einem Indio aus Peru, wimmelt es von Schlangen und Doppelschlangen. Er selbst sagt, seine Bilder zeigten das, was er auf seinen Ayahuasca-Reisen sieht. Auf einem dieser Bilder erkennt man sogar Zeichnungen von Chromosomen, die exakt den Darstellungen in biologischen Fachbüchern entsprechen. Schlangen also als Überbringer von Weisheit und Erkenntnis in LSD- oder DMT-induzierten Trancezuständen? Warum nicht. Immerhin wird auch von Friedrich August Kekule, dem Begründer der organischen Chemie, erzählt, er habe vor seiner Entdeckung des Benzolringes von einer sich selbst verschlingenden Schlange, einem Uruboros, geträumt.[19]

Von der ersten Bewohnerin des Gartens Eden, einer Frau namens Eva, heißt es, sie habe auf Geheiß einer Schlange einen Apfel vom Baum in der Mitte des Gartens gegessen. Danach würde Eva alles verstehen, habe die Schlange gesagt. Nun, bei dem Baum handelte es sich um einen Granatapfelbaum, so sagen Historiker und Paläontologen, und in dessen Kernen findet sich eine psychedelische Substanz. Ihre Bewusstseinserweiterung wird Eva jedoch nicht lange haben genießen können. Unmittelbar nach der Obstmahlzeit musste sie auf höchsten Befehl hin den Garten verlassen.

Ein neues Weltbild

Das allumfassende, grenzenlose Energiefeld der indischen Philosophie Vedanta, das alles mit allem verbindet, das alle Grenzen aufhebt und in welchem der gesamte Kosmos ruht; das chinesische Tao (ein universales Feld, aus dem alle Energie strömt) und das *Chi* (eine nicht wahrnehmbaren Substanz, die zu Materie werden kann, wenn sie weit genug verdichtet ist) – sie alle finden sich in heutiger Sprache unserer Wissenschaftler repräsentiert im zwölfdimensionalen Weltmodell des genialen Physikers Burkhard Heim (1925–2001).

Burkhard Heim verlor als 19-Jähriger bei einem Unfall im Rahmen seines Militärdienstes beide Hände und weitgehend sein Gehör sowie sein Augenlicht. Nach dem Krieg studierte er Chemie und Physik und arbeitete bis 1954 am Max-Planck-Institut in Göttingen in der Forschungsgruppe von C. F. von Weizsäcker. Anschließend forschte er privat an einer eigenen einheitlichen Feldtheorie weiter. 1979 und 1984 veröffentlichte er seine Theorie in zwei umfangreichen Werken. Er hatte die einheitliche Masseformel entdeckt, welche in ihrer Bedeutung der von vielen großen Wissenschaftlern gesuchten Weltformel gleichkommt, und das Heiligtum der Naturwissenschaft betreten. Immerhin war es den Wissenschaftlern von DESY (Deutsches Elektronen-Synchrotron) nach Eingabe von Heims Formeln in ihre Computer möglich, die heute bekannten etwa 300 Elementarteilchen zu berechnen, die sie zuvor mit riesigen Beschleunigungsanlagen nachzuweisen versucht hatten.[20]

Ich möchte das Heim'sche Modell kurz darstellen, wobei ich mich auf den Biophysiker Dieter Broers beziehe:

Unsere messbare Welt besteht aus den drei Dimensionen Länge, Breite und Höhe (X1–X3). Die Zeitebene, in der diese drei Dimensionen bestehen, ist die vierte Dimension (X4), die auch als Raum-Zeit bezeichnet wird. Diese vierdimensionale Welt ist in die höheren Dimensionen, den sogenannten Hyperraum eingebunden (die fünfte Dimension hat organisierende Wirkung für alle Materialisierungsprozesse in der Raum-Zeit, die sechste Dimension steuert die Organisation in der Zeit). Das zwölfdimensionale Modell ordnet die Aspekte aller Existenz – Ich, Wille, Bewusstsein, Sinngehalt des Seins – und weist zwei grundsätzliche Betrachtungsebenen auf:

> Erstens: Das, was wir als Materie bezeichnen, unterliegt einem Wirkungsprozess, der von den geistigen Dimensionen gesteuert wird. Von der Entstehung bis zur Steuerung der materiellen Welt entspringt alles den geistigen Dimensionen.

> Zweitens: Der Persönlichkeitskern des Menschen ist immateriell und überdauert den leiblichen Tod.

Heim spricht vom »physikalischen Raum im Bezugsraum« und vom »informatorischen Raum im Hyperraum«, zwischen denen eine Übertragung nicht mit physikalischen Elementen stattfindet, »sondern über Felder oder, metaphorisch gesprochen, durch die Kraft der Gedanken.«[21]

Materie lässt sich also auffassen als ein Nebenprodukt von Informationsfeldern aus höheren Dimensionen. Materie und Lebewesen sind Projektionen von Ideen, von Bildern, die sich in der vierdimensionalen Raum-Zeit manifestieren. Durch elektrische und magnetische Felder kann eine Verbindung hergestellt werden zwischen der Raum-Zeitdimension (X1–X4) und dem Hyperraum. Auf diese Weise gelangen Informationen in die Raum-Zeit oder aus der Raum-Zeit in den Hyperraum.

Die Aussagen Burkard Heims lassen sich wie folgt zusammenfassen:

1. »In einem rein naturwissenschaftlichen Weltbild existiert ein Hyperraum, der gestaltend und steuernd auf die Raum-Zeit selbst einwirkt. Die Wechselbeziehungen sind physikalischer, biologischer und psychischer Natur. Der Hyperraum hat die Bedeutung einer Struktur- und Musterbewertung.

2. Im Hyperraum wirken andere Gesetzmäßigkeiten als jene innerhalb der Raum-Zeit, vor allem ›Resonanz‹ und ›Informationsmuster‹, und es gibt keine Trennung von Subjekt und Objekt, Ich und Natur u.a.

3. Es besteht faktisch die Möglichkeit, aus der Raum-Zeit heraus Zugang zum Hyperraum und Einfluss darauf zu gewinnen beziehungsweise Manipulationen/Veränderungen des Hyperraumes zu erzeugen und durchzuführen.«[22]

Licht und die elektromagnetischen Felder sind Reflexionen und Schwingungen aus der fünften und sechsten Dimension. »Sie sind Träger codierter Information aus höheren Dimensionen. Sie wirken sich auf den Ausdruck und die Organisation von Materie in der physikalischen Wirklichkeit aus und beeinflussen diese … *Unsere multidimensionale Natur erlaubt es uns, durch die bewusste Einprägung von Mustern in den Hyperfeldern des höheren Raumes unsere eigene Wirklichkeit zu konstruieren.*«[23]

Mit unserer Gedankenkraft sind wir also in der Lage, über die beschriebenen Strukturen und Wirkvorgänge alles in der physikalischen Welt Wirklichkeit werden zu lassen. Wir können mit unseren Gedanken und Emotionen auch unseren Körper und die uns umgebende Materie unmittelbar beeinflussen. Darin also liegt unsere Möglichkeit, uns und andere zu heilen.

Und die neunte bis zwölfte Dimension? Nach Aussage von Burkhard Heim findet sich von keiner Ebene aus ein Zugang dazu, nicht mathematisch-physikalisch, nicht philosophisch … Und theologisch? Weil dieser Bereich irgendwo vorhanden sein muss – als göttlicher Urgrund, göttliche Matrix, allumfassendes Bewusstsein –, nennt Heim ihn »Gottesraum«. Auf dieser Ebene wird nicht nur alles gesteuert, sondern auch erschaffen. Gedanklich reicht dies an den Begriff *Logos* heran: Gott als Plan, als Konzept der Schöpfung (vgl. Seite 25f.). Gibt es Gott in Quantencodierung? Gott in Lichtsprache? Hat nicht der mit ihm wesensgleiche Christus vor 2000 Jahren gesagt: »Ich bin das Licht der Welt«?

Als ich das erste Mal von diesen höchsten Dimensionen als naturwissenschaftlichem Konzept erfuhr, beschlich mich zunächst eine existenzielle Unsicherheit. War Gott entschlüsselt? Andererseits fühlte ich mich erleichtert. Hier hatte man einen Raum gefunden, der nichts Erdenkbares, nichts für unser menschliches Verständnis Erfassbares enthielt und der den Plan aller Schöpfung enthalten musste. Und diesen Raum hatte Heim, der geniale Forscher ohne Hände, ohne Gehör und ohne Augenlicht, in der nüchternen Sprache der Naturwissenschaft beschrieben und ihn schließlich »Gottesraum« genannt, was soviel heißt wie: *Es gibt Gott.* Wir können ihn nicht erfassen, weder philosophisch noch mathematisch oder physikalisch. Er ist auch kein Teil unserer weltlichen Wirklichkeit. Aber es gibt keine Schöpfung, die sich nicht aus seinem unendlichen Sein herleitet.

Hier treffen sich Naturwissenschaft und Theologie. Nach Thomas von Aquin steht Gott über allem anderen Sein. »Er ist ungeschaffen, ewig, absolut notwendig, vollkommen und er ist lebendiger Geist. Er ist die Fülle allen Seins, die Kraft aller Kräfte, das Leben allen Lebens, das Dasein allen Daseins, die Form aller Formen.«[24] Jeder einzelne der hier benutzten Begriffe deckt sich mit den Aussagen der modernen Naturwissenschaft bis hin zum zwölfdimensionalen Weltbild des Burkhard Heim.

Und im selben Augenblick, in dem ein genialer Forscher mit der Entdeckung der »einheitlichen Masseformel« seinen Fuß in das Heiligtum der Naturwissenschaft gesetzt hatte, begann sich die Menschheit zu erinnern, dass ihr die umfassende Ganzheit im tiefsten Sinne niemals abhanden gekommen war.

KAPITEL 4
DIE VERWANDLUNG

Paradigmenwechsel

Außergewöhnliche Entwicklungsphasen im Leben können den beruflichen und den privaten Bereich, den Bereich des Körpers, des Geistes und der Seele betreffen. Und sind unsere Erlebnisse und die dabei gemachten Erfahrungen tief greifend genug, werden sie uns prägen und wandeln und auf eine Ebene des Bewusstseins führen, zu der wir bis dahin keinen Zugang hatten. Diese transformierenden Phasen haben oft etwas Krisenhaftes an sich, und manchmal spricht man in Anlehnung an einen Begriff aus der Mystik von der »dunklen Nacht«, an deren Ende Transformation und Erlösung stehen.

Die heilige Medizin bezeichnen wir mit vollem Recht als ganzheitlich. Sie umfasst alle Möglichkeiten zum Heilen und Heilwerden, die zur Verfügung stehen: Operationen, Medikamente, Physiotherapie, Naturheilkunde, Informationsmedizin (z.B. Homöopathie), Psychotherapie und Bewusstseinsmedizin, also auch das geistige Heilen.

Warum erkennen viele Vertreter der orthodoxen westlichen Medizin die subtileren Ebenen von Heilung, jene Ebenen, die im Bereich des Bewusstseins und der Information angesiedelt sind, nur mit großem innerem Widerstand an, wenn überhaupt? Warum akzeptieren sie dieses breite Spektrum an Möglichkeiten nicht oder nur so schwer?

Die einzige Erklärung, die mir einleuchtet, liegt in der scheinbar fehlenden Plausibilität. In einer homöopathisch wirksamen Lösung lassen sich beispielsweise selbst mit dem Elektronenmikroskop keine wirksamen Substanzen mehr nachweisen. Deshalb, so das Argument, könne eine solche Lösung nicht therapeutisch wirksam sein, und deshalb sei die ganze Homöopathie Theater. Dieses Argument scheint auf den ersten Blick plausibel, aber es ist schlicht falsch, weil es das Wesentliche außer Acht lässt: Hier wirkt keine körperlich fassbare Substanz auf der molekularen, sondern Information auf der quantenphysikalischen Ebene. Ist etwa alles, was wir nicht sehen und, noch schlimmer, nicht anfassen können, unwirksam? Weshalb glaubt denn eigentlich ein westlicher Arzt das, was ein Kernspintomografiegerät ihm zeigt? Etwa weil er nachvollziehen kann, wie es zu der Abbildung von Veränderungen im Körper kommt, nämlich über den Spin, den Drehimpuls von Atomkernen (deshalb Kernspin) bis hin zur sichtbaren Darstellung auf einem Oszillografen? Hier geht es um die Physik sehr kleiner Teilchen, und wir befinden uns an der Grenze zur geistigen Ebene dieser Teilchenwelt. Das ist schon fast keine Welt mehr, jedenfalls nicht für das Verständnis der orthodoxen Medizin, die ja die Welt des Materiellen zu ihrem Wirkungsbereich erkoren hat und diesen mit den Ansprüchen einer sehr speziellen Wissenschaftlichkeit verteidigt.

Und warum wird man von schulmedizinischen Hardlinern gering geschätzt, wenn man die Wirksamkeit geistiger Heilweisen vertritt? Ich glaube, weil sich diese Hardliner im althergebrachten System einer dreieidimensionalen, schlicht horizontalen Medizin bewegen. Sie denken in einer Ebene, also *horizontal* und nicht zusätzlich in der *Dimension von Höhe und Tiefe*, also vertikal. Dabei hat, wenn auch von vielen orthodoxen Medizinern unbemerkt, das Zeitalter der vertikalen, der integralen Medizin längst begonnen – die Epoche einer Medizin, die moderne quantenphysikalische Aspekte ebenso einbezieht wie die mystischen Weisheiten längst vergangener Kulturen.

Ein Ärztefunktionär, der sich schwerpunktmäßig mit Fragen der medizinischen Fortbildung befasst, fragte mich einmal: »Was ist denn schon geistiges Heilen? Doch irgendetwas zwischen Schamanismus und katholisch … Aber in der heutigen Medizin arbeiten wir wissenschaftlich.«

An dieser Stelle lohnt es sich aufzuhorchen: *In der heutigen Medizin arbeiten wir wissenschaftlich.* Wenn dem so wäre, was hätte dann den deutschen Quantenphysiker Carl Friedrich von Weizsäcker Anfang 2000 veranlasst, in einem Beitrag im *Deutschen Ärzteblatt* zu schreiben, es werde höchste Zeit, dass sich auch die Medizin den naturwissenschaftlichen Erkenntnissen der modernen Physik öffne. Man muss von Weizsäcker zustimmen, denn immerhin war die Quantenphysik zur Zeit seines Aufrufs schon 80 Jahre alt. Ist also der Anspruch der Mediziner auf Wissenschaftlichkeit überhaupt berechtigt? Oder ist Medizin doch eher eine Heil-Kunst?

Albert Einstein sagte einmal: »Phantasie ist wichtiger als Vernunft, denn Wissen ist begrenzt.« Es gibt auch eine interessante Betrachtung über die Gültigkeit »allerneuester wissenschaftlicher Erkenntnisse«. Deren Verfallszeit, sagt Peter Jentschura, betrug im Altertum Jahrtausende, im Mittelalter Jahrhunderte, in der Moderne Jahrzehnte und beträgt heute nur noch wenige Jahre. Natürlich lässt sich vorhersehen, dass diese Verfallszeit in Kürze gegen Null gehen wird. Und das bedeutet, dass dann alle wissenschaftlichen Erkenntnisse in dem Augenblick überholt sind, in dem sie formuliert werden. Soziologischen Analysen zufolge müsste es irgendwann zwischen 2010 und 2015 soweit sein. Wäre dies das Ende unserer westlichen Medizin? Wohl kaum, denn wenn sich die westliche Medizin weiterhin nur in der Dimension des Materiellen, des rein Körperlichen bewegt, bleibt sie ja innerhalb der Grenzen, die sie sich selbst gesetzt hat.

Der nicht nur in Fachkreisen, sondern auch in der internationalen Öffentlichkeit viel beachtete amerikanische Psychologe und Philosoph Ken Wilber bezeichnet den wissenschaftlichen Materialismus als »kulturelle Katastrophe«. Nach seiner Deutung wurde Wissenschaft zu Szientismus, zu wissenschaftlichem Materialismus und zu wissenschaftlichem Imperialismus. Und das »große Nest des Seins« – Körper, Geist, Seele und GEIST – das, was Max Planck den »Urgrund aller Materie« genannt hat und was auch als das Göttliche, Gott und der »Allschöpfer« bezeichnet wird, wurde vom wissenschaftlichen Materialismus für nicht existent erklärt.

Wilber sagt: »Und so kam es, dass der moderne Westen die erste bedeutende Zivilisation in der Geschichte der Menschheit wurde, welche die substanzielle Realität des großen Nestes des Seins leugnete. Und in genau diese massive Verleugnung möchten wir versuchen, wieder Bewusstsein, das Innere, das Tiefe, das Spirituelle einzuführen, und uns auf diese Weise auf eine integrale, umfassendere Sichtweise hinbewegen.«[1]

Es kommen neue Paradigmen auf unsere Medizin zu, interessanterweise zu einer Zeit, die ja auch nach Meinung der Astro- und Geophysiker von einer Wende, eben von einer Zeitenwende geprägt sein wird. Nach dieser Zeitenwende, und sicher auch nach der Revision vieler heutiger Therapieweisen, wird die konservative Medizin weiterhin unentbehrlich sein. Das dennoch erforderliche Umdenken aber kann sie nur von den authentischen Naturwissenschaftlern, von Philosophen, spirituellen Menschen und von den Anhängern der Bewusstseinsmedizin lernen, die ihre Arbeit mit alten Traditionen, mit modernster Naturwissenschaft und mit dem Wissen um ein alles umfassendes göttliches Ur-Prinzip begründen – wobei man Letzteres auch als »Intelligenz des Universums«, als Intelligenz der Schöpfung bezeichnen könnte. Dies stimmt dann mit einer Erklärung von Max Planck überein, der zusammen mit Nils Bohr die Quantentheorie formulierte und der 1944 bei einem Vortrag in Florenz sagte: »Es gibt keine Materie an sich. Alle Materie entsteht und besteht nur durch eine Kraft, welche die Atomteilchen in Schwingung bringt und sie zum winzigsten Sonnensystem des Alls zusammen hält. Da es im ganzen Weltall aber weder eine intelligente noch eine ewige Kraft gibt (wir hätten sonst längst das Perpetuum mobile erfunden), müssen wir hinter dieser Kraft einen bewussten, intelligenten Geist annehmen. Dieser Geist ist der Urgrund aller Materie.«

Intensivstation

»Das, was uns scheinbar im Leben die meisten Schmerzen zufügt, ist sehr oft der effektivste Weg zurück zur Freiheit der Seele. Nur die eigene Erfahrung heilt die Seele. Alles, was uns leicht und selbstverständlich vorkommt, hinterlässt keinen bleibenden Ein-Druck. Das, was uns in die tiefsten

Tiefen reißt, löst in uns durch den Schock ein Erwachen aus und prägt unser Bewusstsein.«[2]

Jeder von uns kennt Lebensphasen, in denen das Gewohnte, das wir uns aufgebaut haben, nicht mehr trägt. Verhältnisse, die uns jahrelang immer mal wieder korrekturbedürftig erschienen, an denen wir aber eigentlich nichts Wesentliches geändert haben, drängen sich plötzlich so entschieden in den Vordergrund, dass wir nicht mehr mit ihnen leben können. Das Rad unseres Lebens dreht sich nicht mehr im gewohnten Rhythmus oder bleibt ganz stehen. Rad angehalten, Leben angehalten, alles angehalten. Erschrocken und verwundert schauen wir uns um und finden uns in einer Krise. Sicher ist es nicht unsere erste Krise, aber, vergessen wir nicht, wir sind auf dem Weg zu unserem ganzen Menschsein, und die Krise kommt so oft, bis wir uns dazu bekennen, dass wir die Mit-Schöpfer unseres Lebens sind und Verantwortung für alles tragen, was in unserem Leben geschieht. Jetzt müssen wir uns jedenfalls in unseren Dachstuhl begeben und mit dem Entrümpeln beginnen. In verstaubten Umzugskartons finden wir alles, womit wir uns längst hätten beschäftigen müssen: alte Schuld und alte Schulden, alte Verletzungen, Enttäuschungen und gestorbene Hoffnungen, Versäumnisse und Fehltritte, den Schmerz aus Trennungen, die wir nicht umgehen konnten, oder Schmerzen, weil wir verlassen wurden. Wir erkennen unsere persönlichen Lebensdramen, von denen uns manche bis zu diesem Tag begleiten. Wir stoßen auf lang verborgene Ängste vor Verlust und Einsamkeit. Jetzt können wir nichts mehr wegschieben.

Hier müssen wir innehalten und uns fragen, was in uns beziehungsweise in unserem Leben in der Krise ist. Nach sorgfältiger Prüfung können wir die einzelnen Faktoren benennen, die der Aufarbeitung bedürfen, aber welche Strukturen liegen ihnen zugrunde, welches Prinzip ist ihnen gemeinsam?

Oft zeigt sich, dass die Krise in uns selbst begründet ist, in unserem Ich oder unserem Ego, wobei dieses eine einzige Illusion ist. Indem wir diese Illusion durchschauen, heben wir das Leid in unserem Leben auf. Und die Krise haben wir uns herangezogen als weiteren Versuch, uns vom Leiden zu befreien. Sobald uns das klar wird, finden wir die Kraft, uns auf den Weg zu unserem authentischen Selbst zu machen. Noch glauben wir unser Ich zu sein, ein ganz bestimmter Mensch, der begrenzt ist und alleine steht, der glücklich ist oder zutiefst unglücklich – aber in Wirklichkeit leben wir nur unser *Selbst*. Und dieses Selbst ist eine Ausdrucksform unseres *Seins*. Während unser Ich unserer persönlichen Evolution geradezu im Wege steht, denn es trennt uns von der Einheit mit dem Universum, werden wir mit unserem authentischen *Selbst* bereits geboren. Dieses Selbst ist unveränderlich. Es befindet sich außerhalb von Raum und Zeit. Es ist die Quelle unseres Bewusstseins. Es ist unsere geistige Energiequelle und seine Reserven sind unbegrenzt. Unser Selbst verbindet sich mit dem universalen, göttlichen Bewusstsein. Damit hat es Anschluss an das Existenzprinzip Liebe. Die Liebe ist unsere Verbindung zur gesamten Schöpfung. Der Apostel Paulus sagt: »Zum Schluss aber bleiben diese drei: Glaube, Hoffnung und Liebe, das Höchste aber ist die Liebe« (1. Korinther 13).

Und damit wir wieder an dieses Höchste angeschlossen werden können, hat uns das Leben in die Krise geschickt, denn wir müssen wachsen, uns weiterentwickeln und unserem *Selbst* immer näher kommen.

Manchmal zeigt sich die Krise in Form einer Krankheit,

die alles infrage stellt, was wir uns an Sicherheiten aufgebaut haben und durch unsere selbst gezogenen Grenzen schützen wollten. Wir müssen uns jetzt dem oft leidvollen und schmerzhaften Kampf ums Überleben widmen, bei dem vieles unwesentlich wird und wir schnell erkennen, dass alte Kompromisse, Halbheiten und Zweideutigkeiten keinen Bestand mehr haben.

Die Krankheit ist uns nun Wegweiser. Sie kann uns in unsere Wesensmitte führen und uns dort einen neuen, weiteren Horizont eröffnen. Sie kann ein Spiegel unserer inneren Situation sein – oder auch nicht. Wir sollten uns nicht bei jeder Krankheit ängstlich fragen, welches versteckte Problem dahinter steckt, was wir falsch gemacht haben und wo bei uns etwas im Argen liegt. Wir sollten nicht der Leidenschaft von Hobbypsychologen erliegen, die hinter jeder Krankheit eine innere Ursache vermuten. Dennoch hat eigentlich jede Krankheit einen tiefen Sinn, und das macht sie zu einem wirklichen Geschenk. Die Krankheit kann uns an einen Ort führen, an dem Gottes Wirken sichtbar wird, wo sein strahlendes Licht aufleuchtet und wo seine Botschaft offenbar wird: »Siehe, ich mache alles neu.« (Offenbarung des Johannes).

Wenn wir nicht aufgeben, sondern alle innere Kraft, die uns die Krankheit noch gelassen hat, sammeln und unseren Weg weitergehen, wird sie uns reinigen und schließlich auf eine höhere Stufe unseres Bewusstseins führen, selbst wenn noch nicht alle Symptome verschwunden sind.

Deutungsversuche für die Entstehung von Krankheiten gibt es viele. Da heißt es beispielsweise, Groll, Angst und Hass würden Leberkrankheiten hervorrufen. Und wenn wir wissen wollen, warum wir Krebs bekommen, finden wir ganze Bücherregale an erklärender Literatur, abgesehen von wissenschaftlichen Entstehungstheorien. Wenn wir diese Bücher lesen, fallen uns sicher immer Menschen ein, die es doch viel eher hätte treffen können, weil sie nämlich seit wir sie kennen auf der Überholspur fahren und weil sie ohne Rücksicht auf Verluste und unter vollem Einsatz ihrer Ellbogen durchs Leben gehen. Doch das nützt uns gar nichts. Wir kommen nicht umhin, uns mit unserem eigenen Leben zu beschäftigen, in dem neue Weichen zu stellen sind. Jetzt müssen wir uns stellen und Verantwortung übernehmen – nicht etwa für das, was uns zustößt, sondern für das, was wir uns herangezogen haben. Denn wir sind die Schöpfer und nicht die Opfer. Wir sind erschaffen zur Gestaltung unseres Lebens. Wir sind Mitschöpfer der Welt und des Universums. Wir mögen einsam sein, aber wir sind frei.

Meist bewegen wir uns sehr zielsicher auf eine »dunkle Nacht der Seele« zu. Wir schleppen alte Lasten mit uns herum und lagern sie in dem Haus aus unerlösten Lebensängsten, das wir uns aufbauen, und schließlich haben wir so viel angesammelt und so dicke Mauern gebaut, dass es keinen Ausweg mehr gibt. Eine Zeitlang, vielleicht viele Jahre lang, waren wir sehr erfolgreich darin, unsere Sorgen und Ängste tief in unserem Herzen zu vergraben. Aber sie sind nicht wirklich tot und begraben, sondern wachen eines Tages wieder auf, kommen erneut an die Oberfläche und entwickeln dabei einen erstaunlichen Einfallsreichtum. Sie treten auf, als hätten sie sich abgesprochen. Plötzlich stehen sie wie eine geschlossene Schranke auf unserem Lebensweg und fordern uns zum Innehalten und zum Bilanzieren auf.

Tiefe Zweifel am Sinn dessen, was hinter uns liegt, machen sich breit und oft finden wir uns in einer langen, trostlosen Nacht oder in einer heißen, trockenen Wüste wieder.

All das haben wir unbewusst und doch planvoll mit unserer Schöpferkraft angezogen, weil unsere Sensoren spürten, dass sich in unserem Leben etwas ändern musste. Und nun ist alles so eingetroffen, wie es für unseren weiteren Weg am besten ist. Dieser Weg führt nicht zu Macht, Reichtum und der Befriedigung unserer Süchte. Dieser neue Weg führt vom Ich zum Selbst, zur Liebe und zum Einssein mit der ganzen Schöpfung. Und letztlich führt er zum Einssein mit Gott. Das ist es, was wir in unseren besten Stunden ahnen und besitzen, und dafür, nur dafür leben wir.

Sie mögen nun einwenden, dies sei ja alles viel zu positiv interpretiert und schließlich könne man sich ja alles »schönreden«. Doch glauben Sie nicht, Sie hätten in dieser stockdunklen Nacht noch die Zeit und die Kraft, sich irgendetwas schönzureden. Sie haben vielmehr das Gefühl, gescheitert zu sein. Sie stehen mit leeren Händen da und sind doch angetreten, Ihr wahres Leben zu retten. Da bleibt keine Zeit mehr für Lebenslügen. Da gibt es nur noch zwei Möglichkeiten: entweder konsequent dem Weg nach unten zu folgen und ins Bodenlose zu stürzen oder den Weg ins Licht zu wählen, wo Liebe, Einheit und Grenzenlosigkeit zuhause sind. Und wenn Sie sich einmal entschieden haben, bleibt Ihnen keine Zeit mehr. Marschieren Sie los. Rennen Sie um Ihr Leben. Jetzt sind Sie hundertprozentig authentisch, denn Ihre innere Wahrheit leitet Sie.

Eine solche Krise, eine Zeit der Umorientierung, eine Phase der Reinigung im spirituellen Sinne begann für mich mit dem Sichtbarwerden einer Krankheit, die im damals aktuellen Stadium ein sofortiges Eingreifen erforderte. Nach umfangreichen Untersuchungen und intensiver Betrachtung aller Aspekte hielt ich mich an den Rat, den ich auch meinen Patienten gebe, wenn sie mich in ähnlichen Situationen fra-

gen, ob sie es mit spirituellen oder schulmedizinischen Heilmethoden versuchen sollen. »Machen Sie beides«, sage ich
dann. »Nehmen Sie die leistungsfähigste Schulmedizin, die
zur Verfügung steht, nicht die erstbeste, die man Ihnen vor-
schlägt, und lassen Sie sich begleiten vom besten Heiler oder
der besten Heilerin, die Sie kennen. Sie kennen sicher die
Ordensregel der Benediktiner: Bete und arbeite. Für Sie gilt
nun: Arbeite, als käme es nur auf dich an, und bete so, als
käme es nur auf Gott an. Und sollte die orthodoxe Medizin
Sie für austherapiert erklärt haben, vertrauen Sie Ihr Leben
voller Zuversicht dem spirituell energetischen Heilen an und
legen Ihr Schicksal getrost in die Hände der geistigen Welt.
Dort werden Sie immer Trost und Hilfe und oft auch Heilung finden. Denn Gott hat Leben spendende und heilende
Kraft, von ihm gibt es kein ›Austherapiert‹ – niemals. Und
glauben Sie mir, ich kenne inzwischen viele Menschen, denen man dieses Schild schon umgehängt hatte und die heute
gesund sind, weil sie sich auf den Weg gemacht haben, um
mit der Kraft des Geistes heil zu werden.«

Nun, selbst nach Meinung der orthodoxen Medizin war
ich damals noch nicht austherapiert. Ich suchte mir deshalb
das kompetenteste Ärzteteam und die besten Chirurgen, die
ich finden konnte, und fand außerdem die beste Heilerin,
die ich jemals kennengelernt habe. Ich machte mich also in
Begleitung der physischen und der spirituellen, der körperlichen und der geistigen Dimension auf meinen Weg durch
die Krankheit.

Mit Absicht benenne ich meine Krankheit hier nicht näher, denn die genaue Bezeichnung ist für die Betrachtung
des Phänomens Krankheit und Heilung unwesentlich. Viele
Menschen erfahren eine schlimme Diagnose, zum Beispiel
Hirntumor, Dickdarmkarzinom, Lungenkrebs oder Leukä-

mie und sind geschockt. Für sie ist diese Diagnose wie ein Fanal des Untergangs. Und wenn sie dann noch von einem jungen Onkologen hören, das nächste Weihnachtsfest würden sie wohl nicht mehr erleben, geben sie sich meist selbst auf. Die mehrdimensionale Medizin bezieht hingegen alle Bereiche der Heil-Kunst mit ein und blockiert die Selbstheilungskräfte nicht durch Heraufbeschwören von Schreckensszenarien, sondern stabilisiert sie und baut sie dann allmählich wieder auf.

Meine Operation dauerte fast sieben Stunden, die Narkose etwas mehr als neun Stunden. Am Tag darauf folgte ein weiterer, allerdings sehr viel kürzerer Eingriff, um eine vermutete Nachblutung zu entdecken und zum Stillstand zu bringen. Nach der langen Narkose und der starken Schwächung durch die große Operation hatten die Anästhesisten erhebliche Probleme, mich wieder zum Atmen zu bringen. Da ich auch in den folgenden Tagen schlecht atmete, trat eine »beginnende Lungenentzündung« auf. In einem wachen Augenblick erfuhr ich davon. Eine Röntgenassistentin legte mir gerade eine Röntgenplatte unter den Brustkorb. »Warum?«, fragte ich aus Neugier. »Wir müssen den Verlauf der Lungenentzündung kontrollieren«, sagte sie. Völlig emotionslos ging mir durch den Kopf: »Wenn jetzt noch eine Lungenentzündung dazu gekommen ist, hat sich das Ganze ja ohnehin erledigt.« Aber fast gleichzeitig dachte ich: »Wenn ich das jetzt so ganz ohne Bedauern denke, bin ich tatsächlich schon auf dem Weg in eine andere Welt.« Ich lag noch eine Weile wach und schlief dann wieder ein.

Es muss am Tag danach gewesen sein, als mir auffiel, dass meine Hände, Arme und Beine stark geschwollen waren. Wie ich erfuhr, befanden sich meine Nieren im Streik, weil sie sich durch die Operation offenbar doch sehr belastet fühlten. Sieben Hämodialyse-Behandlungen in rascher Folge halfen mir aus dieser gefährlichen Phase.

Ich krampfte, während ich nach der Operation nicht aus der Narkose aufwachen wollte. Die Ärzte vermuteten einen organisch neurologischen Grund. Also wollten sie mich zur Schädelöffnung in die Neurochirurgie fahren lassen, denn eine Blutung im Schädelbereich war nicht auszuschließen. Im letzten Augenblick aber normalisierte sich das Bild, das ich bot, und diese zusätzliche Operation konnte unterbleiben.

Fast immer, wenn ich aufwachte, erblickte ich meine Heilerin. Ich erfuhr später, dass sie jeden Tag mehr als zwölf Stunden an meinem Bett gewacht hat. Ich bin felsenfest davon überzeugt, dass ihre liebende Zuwendung und ihre Gebete mir das Leben genauso gerettet haben wie die Bemühungen des medizinischen Teams. Für geistige Selbstrettungsversuche hatte ich keine Kraft. Ich fühlte mich so unendlich erschöpft wie noch nie in meinem Leben. Außerdem schmerzten mein Rücken und mein Hinterkopf von meiner eintönigen Lage, in die ich immer wieder zurückrutschte. Mein Bauch und meine große Operationswunde schmerzten nicht, nicht ein einziges Mal. Offenbar wurde ich auch in dieser Hinsicht kompetent unterstützt.

In der ersten von zwei Wochen auf der Intensivstation war mein Geist meist auf Reisen in irgendwelchen Phantasiewelten. Viele sich wiederholende Bilder tauchten in meinen Träumen auf. So suchte ich Spielplätze auf, die ich in meiner Kindheit geliebt hatte, aber jetzt hatten sie alle etwas Bedrohliches, Unheimliches an sich und gaben mir nicht das Gefühl, zu Hause zu sein. Und als ich dann in meine elterliche Wohnung kam, warteten dort drei Schlangen, weiße Kobras, die mir den Zutritt zu meinem Kinder-

zimmer verwehrten – als hätte ich durch meine lange Abwe-
senheit das Recht darauf verloren oder als lauere in diesem
Zimmer eine Gefahr auf mich. Und als ich die Wohnung
verließ, bestanden die Schlangen darauf, mich zu begleiten.
Ich sah sie zwar nicht wirklich, aber ich wusste sie um mich.

Auch lebte ich in der fiktiven Vorstellung, diese Intensivstation, auf der ich lag, gehöre gar nicht zu der Klinik, in
der ich operiert worden war. Ich glaubte mich stattdessen in
einer Art Internierungslager. Und die Personen, die mich
versorgten, Ärzte, Schwestern und Pfleger, waren ausländi-
sche Militärs oder Angehörige eines fremden Geheimdiens-
tes. Erst Tage später warf ich vom Bett aus einen Blick
durchs Fenster und entdeckte einen früheren Parkplatz und
den alten Wasserturm des Klinikgeländes, ein gewohntes
Bild aus meiner Studentenzeit. Ich war erleichtert und fühlte mich jetzt ein Stück weit angekommen. Einen ersten Teil
der Heilung hatte ich meinem Empfinden nach bewältigt.
Schließlich war ich in einem Stück Heimat eingetroffen.
Von diesem Tag an spürte ich auch wieder den inneren Wil-
len es zu schaffen – egal, was noch vor mir lag.

Die letzten Tage verliefen störungsfrei. Die Laborwerte
kamen aus dem bedrohlichen Bereich, und schließlich wurde ich – nach äußerst erlebnisintensiven zwei Wochen – in
meinem Bett auf die normale Station gefahren. Zunächst
einmal hatte ich überlebt.

Der Eintritt in den Bewusstseinsraum

Geistiges Heilen ist, wie wir in Kapitel drei gesehen haben,
wenig Technik, viel Naturwissenschaft – und Spiritualität.
Das Eigentliche liegt jedoch in den zeitlosen Tiefen unseres

Inneren. Hier müssen wir zu den Spuren unseres Bewusstseins finden und seiner Arbeitsweise nachspüren. Nur so gelangen wir von der Ebene des Ichs zur Ebene des Selbst. Wenn uns das gelingt, öffnet sich uns ein Bewusstseinsraum, in dem wir Einheit erfahren. Dies ist im tiefsten Sinne unser heiliger Raum, der Raum unserer neuen Freiheit. Er ist strahlend hell, grenzenlos weit, wach und still. Hier können wir für uns selbst transparenter werden und die störenden Strukturen unseres Ichs erkennen. Indem wir aus der Identifizierung mit ihnen heraustreten, lösen wir sie auf. Und damit werden wir in unserem heiligen Raum frei für Begegnungen auf der Ebene der Seelen. Wir »treffen« unsere eigene Seele oder die Seelen von Menschen, mit denen wir liebevoll verbunden sind. Was wir an Heilung erfahren oder vermitteln, auch das, was wir Selbstheilung nennen, geht von diesem Raum aus. Das weiß ich, seit ich es selbst erlebt habe. Und deshalb berichte ich nun, wie es mir bei der Entdeckung dieses grenzenlosen Bewusstseinsraumes erging.

Es war in der zweiten Nacht, seit mich die Gralshüter der Intensivmedizin zu den Menschen auf der normalen Station zurückgebracht hatten. Ich wachte aus einem oberflächlichen Schlaf auf. Irgendwie musste sich beim Umdrehen mein rechter Arm im Infusionsschlauch verfangen haben. Mit der linken Hand ordnete ich alles, drehte mich wieder auf den Rücken und nahm dankbar wahr, dass ich keine Schmerzen hatte. Ich fühlte mich nur unendlich erschöpft, zu erschöpft sogar, um über alles nachzudenken, was ich erlebt hatte. Meine Gedanken lösten sich einfach auf und überließen mich dem schnell zurückkehrenden Schlaf.

Ich träume von einer langen Wanderung am Ufer eines riesigen Sees. Nachdem ich stundenlang gegangen bin, wendet sich der Weg ein wenig vom Ufer ab und führt in einen dichten Laubwald, der immer heller wird, je tiefer ich hineingerate, weil das helle Sonnenlicht immer stärker durch die Baumkronen dringt und den ganzen Wald mit einem goldenen Schimmer überzieht. Ich erkenne, dass ich meine inneren Welten betreten habe.

Vor mir öffnet sich nun eine weite Lichtung. Sie ist von Menschen bevölkert, die in kleinen Gruppen zusammenstehen oder gemessenen Schrittes umherspazieren. Den Sinn dieser lockeren Versammlung erkenne ich nicht. Aus der Gruppe, der ich nun am nächsten bin, kommt jemand mit freundlichem Lächeln auf mich zu, ein wenig zögernd, als wolle er mich nicht erschrecken. Zwei Meter vor mir bleibt er stehen und schaut mich einfach nur an. Er ist schlank und genauso groß wie ich. Seine ganze Erscheinung strahlt ruhige Kraft und Sicherheit aus. Er trägt einen blendend weißen Anzug, aus feinem weißen Leinen, bemerke ich – nein, eher aus weißer Seide … gar aus weißem Licht? Nein, dann hätte er ja gar nichts an. Jetzt spricht er mich mit wohlklingender, ruhiger Stimme an: »Du überlegst, ob du mich kennst. Ja, du kennst mich. Keinen Menschen kennst du so lange, wie du und ich uns schon vertraut sind, mehr als vertraut. Geradezu überirdisch lange schon.« Sein Lächeln intensiviert sich kurz … »Nur, wirklich gesehen hast du mich in deinem Leben hier noch nicht.«

Ich ahne, was er da gerade andeutet.

»Ich habe dich erwartet«, fährt er fort. »Ich wusste, dass du heute hierher kommen würdest, dass du Heilung suchst und zu einer Wanderung in deine inneren Welten aufgebrochen bist. Sei also tausendmal willkommen. Wenn du dich nun meiner Führung anvertraust, will ich dir *Orte* zeigen, an denen du heil werden kannst. Und wundere dich nicht über das, was geschieht. Ich werde an deiner Seite sein. Ach«, fügt er erklärend hinzu, »*Orte* gibt es hier eigentlich gar nicht. Wir leben in einem einzigen, fast unendlichen Raum, und wir können in jeden anderen fast unendlichen Raum überwechseln. So würdest du es jedenfalls ausdrücken. Wir durchschreiten dabei keine Zeit. Tatsache ist: Sobald wir wissen, wo wir sein möchten, sind wir auch schon da. Gedankenschnell. Weißt du, wir haben hier keine Grenzen, und auch bei unserer Arbeit – wir haben viel auf deiner Erde zu tun – versuchen wir, Grenzen aufzuheben. Und wie lange wir unterwegs sein werden, frag gar nicht erst. Hier dauert nichts, hier gibt es nur Gegenwart, hier herrscht ein alle Zeiten umfassendes, ewiges Jetzt. Für immer nur Jetzt … obwohl dein Wort ›immer‹ eigentlich noch viel zu viel vom Begriff der Zeit enthält. Übrigens musst du jetzt nicht verstehen, was ich meine. Du wirst es bald einfach wissen.«

Er tritt neben mich und führt mich zum anderen Ende der Lichtung, wobei sich seine Hand sanft wie ein Hauch auf meine Schulter legt. Wir durchschreiten noch einen schmalen Streifen Wald und gelangen dann in eine üppig grüne Parklandschaft. Rechts von unserem Weg stehen prachtvolle Blütenpflanzen, deren Blüten so groß sind wie meine Arme lang und die in wundervollen Farben leuchten. Zur Linken erblicke ich einen Tannenwald. Die Zweige tragen daumenlange Nadeln und ein Duft wie von Harz und würzigem Honig zugleich liegt in der Luft. Ich werfe einen Blick nach oben zur goldgelb strahlenden Sonne und sehe einen Adler über uns kreisen, in dessen goldenen Flügeln sich die Sonne spiegelt. Mein Begleiter sagt: »Er ist einer von uns. Er wacht über dich, ob du ihn siehst oder nicht. Woher ich das weiß?«, fragt er und greift damit meinen Gedanken auf. »Er ist einer von den beiden Engeln, denen du anvertraut bist. Jetzt kennst du uns beide.«

Die Landschaft vor uns wird immer weiter. Riesig scheint mir die Ebene, die wir durchmessen, bis schließlich am Horizont die Umrisse einer kleinen Stadt auftauchen. Während wir näher kommen, erkenne ich, dass wir auf eine tote Stadt zugehen. Bald stehen wir auf einem verlassenen Marktplatz, auf dem eine Bühne aufgebaut ist. Diese Bühne ist belebt, als wäre auch die Stadt noch lebendig. Da tanzt ausgelassen ein bunter Maskenzug. In jedem der kostümierten Paare erkenne ich die Darstellung und Lösung einer noch nicht aufgearbeiteten Erinnerung, die Antwort auf eine noch offene Frage, eines nicht verarbeiteten Erlebnisses, einer nicht zu Ende geführten Situation. Und das erste Paar zeigt mir die endgültige und eindeutige Klärung dessen, worüber ich schon oft nachgedacht habe: Welche Rolle spielen die Gebete, die wir beim Heilen sprechen? Wie werden sie weitergeleitet, wie werden sie zu einem Instrument des Heilens? Unter einem hauchdünnen Schleier in meinem Innern verbirgt sich die Antwort. Der Schleier hebt sich und ich erkenne: Die Gebete in mir sind die Flügel für meine Gefühle und Gedanken auf ihrer Reise zum Göttlichen. Denn ohne Unterstützung durch das Göttliche geschieht keine Heilung, nie und nirgendwo auf der Welt.

Ich fühle, wie mein Herz beim Betrachten der maskierten Figuren und im Erkennen ihrer wortlosen Botschaften immer leichter wird. Ich kann alten Ballast hinter mir lassen und sehe alte Schuld getilgt. Die alten Wunden brennen nicht mehr und alte Feindschaften wandeln sich in Vergebung und Versöhnung. Ich löse meinen Blick von dem Maskentanz und sehe mich suchend nach meinem Begleiter um. Er steht einen Schritt seitlich hinter mir und schaut mich wissend und aufmunternd an. »Lass uns weitergehen«, sagt er. Er nimmt mich bei der Hand und führt mich durch winklige Gassen, in denen zwischen groben Pflastersteinen das Unkraut wuchert. Sie sind gesäumt von unbewohnten, längst verlassenen Häusern, deren Fensterläden hier und da lose in den Angeln hängen und sich quietschend bewegen, wenn ein Windzug durch die Gassen fährt.

Wir erreichen den Hafen der Stadt. Auch hier ist keine Menschenseele zu sehen, aber der Duft von Garküchen, orientalischen Gewürzen, Teer und Salzwasser erfüllt die Luft. Ein einziges Segelschiff liegt am Pier, ein stattlicher Dreimaster, aber obwohl ich niemanden von der Mannschaft erblicke, sind alle Segel gehisst, als sei das Schiff im Begriff auszulaufen. Mein Begleiter geht über einen schmalen Holzsteg an Bord, wendet sich zu mir um und winkt mir, ihm zu folgen. »Komm«, sagt er, »ich zeige dir einen Platz zum Ausruhen. Ich werde am Ruder bleiben. Du wirst einen erholsamen Schlaf haben und kurz vor Erreichen unseres Zieles aufwachen.«

Ich nehme auf dem mir zugewiesenen Lager auf dem Vordeck Platz und schaue am Bug vorbei aufs Meer. Eine breite, goldrote Spur zieht sich über das ruhige Wasser bis zum Horizont, wo gerade die Sonne untergeht. Ohne dass auch nur das leiseste Geräusch zu vernehmen wäre, dreht unser Schiff seinen Bug nun in Richtung offene See, passiert die Hafeneinfahrt und nimmt rasch Fahrt auf. Es ist so leise, als berühre sein Kiel kaum das Wasser. Und während ich noch schaue, werden meine Augen schwer. Mein Blick verliert sich in der endlosen Weite des Horizonts, und die Müdigkeit trägt mich in einen traumlosen Schlaf.

Als ich aufwache, steht mein Begleiter an der Reling und schaut zu mir herüber. Ich fühle mich ausgeruht und entspannt, erhebe mich und gehe zu ihm. Die Sonne steht jetzt hoch im Zenit und vor uns ragt ein weißes Eiland aus dem Meer. »Ich bin glücklich, dass es dir gut geht und dich nichts mehr bedrückt«, sagt mein Begleiter. Er trägt nicht mehr seinen Anzug, sondern ein ebenso strahlend weißes, glattes Gewand, eine Art Kaftan, der bis auf seine Füße fällt. Jetzt sieht er wirklich aus wie ein Engel. »Die Insel vor uns ist unser Ziel«, sagt er. Unser Schiff verliert an Fahrt. Wie von Zauberkräften bewegt rollen sich die großen Segel ein, und schon passieren wir die Einfahrt eines kleinen Hafens. Vorsichtig steuert das Schiff auf die Kaimauer zu und dreht bei.

Der Engel geleitet mich von Bord und führt mich zur Mitte der Insel. Dort ist ein großer zentraler Platz, durch dessen Mitte ein schmaler Fluss strömt. Er führt kristallklares Wasser, das alle Krankheiten heilt. Bäume säumen seine Ufer, üppig mit ockerfarbenen Früchten behangen, wie ich sie auf der Erde noch nie gesehen habe. An der Stirnseite des Platzes steht eine prächtige Kathedrale aus weißem Marmor. Vor ihrem reich verzierten Portal, zu dem drei Stufen hinaufführen, bleibt der Engel stehen und erklärt: »Dies ist die Halle der Seligen. Sie kommen hierher, wenn ihr irdisches Leben sein Ende gefunden hat. Von hier aus spenden sie den Menschen, die sich ihnen vertrauensvoll zuwenden, Rat, Trost und Hilfe. Sie wissen, dass wir kommen, und erwarten uns.« Das Portal öffnet sich, und wir schreiten unter kunstvoll gemeißelten Marmorbögen hindurch in das Innere der Kathedrale. Wände und Decken erstrahlen in Purpur und Gold, und mein Blick wandert dorthin, wo sich die Pfeiler in großer Höhe treffen. Herrlich bunte Kirchenfenster verwandeln das hereinfallende Sonnenlicht in ein Farbenspiel, das Marmorboden und Wände ebenso überzieht wie die Gewänder der Lichtwesen, die in der Halle umherwandeln. Manche der Gestalten kenne ich von der Erde. Sie gleiten auf mich zu, um mich körperlos zu umarmen.

Einige der Lichtwesen führen uns nun in ein Seitenschiff der großen Halle. Wir schreiten hindurch und stehen bald vor einem riesigen gotischen Kirchenfenster, das in geradezu überirdisch schönen Farben leuchtet, heller als all die anderen Fenster. Es füllt die ganze Stirnseite des Seitenflügels aus, vom Boden bis hoch hinauf zum Deckengewölbe. Immer stärker wird das Leuchten, und schließlich sieht das Fenster aus wie flüssiges, buntes Licht, das in immer neuen Formen und Farben ineinander fließt. »Du bist am Ziel deiner Reise angekommen«, sagt der Engel zu mir. »Geh nur durch dieses Licht hindurch und fürchte dich nicht.« Auf sein Geheiß durchschreite ich die bunte Wand aus Lichtkaskaden, die mir keinerlei Widerstand entgegensetzen. Denn einen Körper habe ich nicht mehr, ich bin reines Schwingen. Jenseits dieser Schwelle schwebe ich im gleißend weißen Licht von vielen tausend Sonnen, die lautlos bersten und immer neue, strahlende Sonnen gebären.

Ich brauche mich nichts mehr zu fragen, denn ich verfüge über alles Wissen. Ich fühle mich als Bestandteil der strahlenden Welt um mich herum. Sie ist viel heller, als ich es mir jemals hätte vorstellen können. Ich habe mich dem Göttlichen genähert und bin verwandelt worden, geschaffen nach dem Bild des Schöpfers allen Lichtes. Und dieses Licht umfängt mich als unendliche, göttliche Liebe.

Worte dringen in mein Bewusstsein. Sie werden von nirgendwoher gesprochen. Auch sie sind reines Schwingen, sind höchste Wirklichkeit aus filigran gezeichneter Energie, die alle Universen durchwebt. Es sind die Worte dessen, der über allen Himmeln thront und den ich zugleich in jeder

Faser meines Seins spüre. Seine Botschaft ist: »Siehe, ich mache alles neu.«

Ich bin in einem zeit- und raumlosen Alles, in einer nie zuvor erkannten Wirklichkeit, die aber so wirklich ist wie die Schöpfung selbst: Ich bin ein winziges Teilchen im alles in sich bergenden Tag Gottes.

Dann stehe ich wieder in der Kathedrale aus Gold, Purpur und lauter strahlender Klarheit. Mein Engel tritt zu mir und führt mich durch das hohe Portal auf den Platz vor der Kathedrale. Einzelne Lichtwesen winken mir wie zu einem kurzen Abschied zu und der Engel sagt: »Niemand kennt den Tag deiner Wiederkehr als unser Gott allein. Bewahre alles, was du gesehen hast, in deinem Herzen. Ich und dein Adler werden dir weiterhin nahe sein, viel näher, als du selbst dir je gewesen bist. Wir werden vor dir herziehen, denn die Macht des Höchsten ist bei uns. Du stehst unter unserem Schutz und handelst in höchster Vollmacht. Denk an die Worte, die du vernommen hast: *Siehe, ich mache alles neu.* Du trägst sie in dir und hast sie nun erkannt. Es sind Worte von ewiger Gültigkeit.«

Während der Engel mich zärtlich umarmt, berührt er mit sanftem Finger mein Augenlicht, und sogleich umfängt mich tiefer Schlaf und trägt mich zurück in meine Zeitlichkeit.

In meinem Krankenzimmer in der Klinik wachte ich langsam auf. Ich dankte dem Göttlichen, das ich jetzt als warmes, verhaltenes Glühen tief in mir spürte und das mir in der zurückliegenden Nacht gezeigt hatte, was Heilwerden im letzten Sinne bedeutet. Ein zartrosa Schimmer am Horizont über dem Klinikgelände kündigte einen neuen Morgen an.

Tüchtige Ärzte hatten mein physisches Leben gerettet, meine Heilerin hatte mir mit liebender und stärkender Zuwendung beigestanden. Dann war ich durch zwei der härtesten Wochen meines Lebens gegangen, an deren Ende ein ausführlicher, reinigender und leuchtender Traum stand. Und dieser Traum verwandelte meinen ganzen mühevollen Weg durch die Krankheit in Erlösung.

So wurde mein Leben in ein neues Bewusstsein hineingeboren, in eine neue Wirklichkeit und in eine neue Kraft, Heilung weiterzugeben, wie ich selbst sie erfahren hatte. Ich wusste mich an der Schwelle zu einer neuen Zeit, zu einer neuen Welt. Ich hatte meinen Fuß in den einen, alles umfassenden Bewusstseinsraum gesetzt.

Die Überwindung der Dunkelheit

Vor 28 Jahren war ich in der zweiten Dezemberhälfte mit zwei Freunden, Fra und Walther, in meinem alten VW-Bus in Südirland unterwegs. Es hatte in den letzten Tagen nur geregnet, soviel wie sonst in Irland im ganzen Dezember nicht. Nur selten am Tag schafften es ein paar Sonnenstrahlen, sich einen Weg durch die dichte Wolkendecke zu bahnen.

Am ersten Weihnachtstag waren wir gegen neun Uhr in Tiobraid Arann aufgebrochen, das mit englischem Namen Tiparary heißt. Gegen Mittag führte uns die mit Schotter bedeckte schmale Straße an einer alten Kirche vorbei. Sie lag am Rande eines verlassenen Dorfes, von dem nur eine Handvoll Häuser übrig geblieben war. Ich stellte den Bus an einer Stelle ab, von der aus ein leicht abschüssiger Fußweg zur Kirche führte. Sie stand auf einem kleinen Platz direkt neben dem früheren Friedhof und war schon teilweise verfallen. Das Dach fehlte und fast eine gesamte Längswand, sodass wir im Herunterkommen von der Seite in die Kirche hineinschauen konnten. Sie war völlig leer, aber auf dem Boden des Chorraumes erblickten wir sechs nebeneinander angeordnete steinerne Grabplatten.

In genau diesem Augenblick, wir hatten das Gebäude noch gar nicht richtig betreten, brach die Sonne durch die dunklen Wolken und schien von schräg oben in die Kirche hinein. Die alten Mauern begannen zu leuchten, als seien sie zum Leben erwacht. Und die glatten, regennassen Grabplatten, die aus hellerem Stein gehauen waren als ihre Umgebung, reflektierten das Licht wie eine natürliche Beleuchtung des Altarraumes.

Wir waren ganz ergriffen von der Schönheit dieses Schauspiels. Der erste, der wieder sprach, war Walther, ein Liebhaber deutscher Dichtung. Leise rezitierte er:

»Du leuchtest in die Gräber unsrer Herzen.

Wo Dunkel ist, wird Licht, wird reines Sein.«

Und nach einer kleinen Pause fügte er hinzu:

»Jahrhundertwende.«

Fra, der schon jahrelang als Missionar und Professor für Linguistik in Japan arbeitete, fügte lächelnd hinzu: »Es passt auch was aus der Weihnachtsliturgie: »Ein Licht erstrahlet uns heute, denn geboren ist uns Christus der Herr. Sein Name ist: Wunderbarer, Ratgeber, strahlender Held, Friedensfürst, Vater der kommenden Welt.«

Wir blieben noch ein paar Minuten in der alten Kirche, jeder hing seinen Gedanken nach. Den Heiligen Abend hatten wir in Tiobraid Arann verbracht. Es hatte eine Menge Kerzen gegeben, einen Weihnachtsbaum, irische Spezialitäten zum Abendessen, deutsche Weihnachtslieder und gute Gespräche ... Aber das wirkliche Licht des Weihnachtsfestes, das hatte mich hier gefunden, in der Ruine der Kirche eines verlassenen Dorfes im Süden Irlands, an einem verregneten Tag in einer menschenleeren Gegend.

Viele Menschen haben in ihrem Leben Ähnliches erlebt. Mitten in der Dunkelheit, die uns quält, trifft uns ein Lichtstrahl. Manchmal ist es nur eine vage Idee. Manchmal ist es, als leuchte ein greller Blitz in unserm Bewusstsein auf. Oder die erlösende Nachricht erscheint als SMS auf unserm Mobiltelefon. Oder wir sehen das seit Tagen erste Lächeln auf dem Gesicht eines Menschen, der in großer Angst gelebt hat und dem eine drückende Last von der Seele genommen wurde.

Das erlösende Licht kann uns natürlich auch in einer schwierigen Lebensphase treffen, mitten in einer jener »dunklen Nächte«, von denen wir im Laufe unseres Lebens mehrere haben. Es trifft uns auch in der Krankheit, mitten in Leid, Verzweiflung und Ausweglosigkeit. Und wenn es uns getroffen hat, brauchen wir nicht mehr lange zu fragen oder zu probieren, denn dann beginnt unser Leben heil zu werden und wir kommen unserer inneren und oft auch der äußeren Ordnung wieder näher. Das Leben fügt sich neu, unsere Seele klingt wieder.

Die Mystiker aller Religionen schilderten ihre »dunklen Nächte« als Zustand tief empfundener Gottesferne. Für uns »moderne« Menschen sind es eher persönliche, familiäre, berufliche, öffentliche oder wirtschaftliche Katastrophen. Ein christlicher Theologe, dessen Namen ich nicht mehr weiß, sagte einmal: »Wer nicht mindestens einmal in seinem Leben umfassend gescheitert ist, hat das Wesen einer christlichen Existenz nie in ganzer Tiefe erfahren.« Ich weiß nicht, ob das stimmt. Aber »umfassend gescheitert« bin ich durchaus in meinem Leben: Rad angehalten, Leben angehalten, alles angehalten. In Wirklichkeit sind dies drei Schritte zum Überleben, denn wenn wir immer weiter im Rad laufen, haben wir alle Chancen, leer zu laufen oder uns tot zu laufen. Burn-out nennen wir das, ausgebrannt, und diesen Begriff hört man oft heutzutage. Unsere moderne Medizin (die Medizin für »moderne Menschen«) hat dem Kind einen Namen gegeben: »Burn-out-Syndrom«. Damit ist aber offenbar nicht viel gewonnen, denn jetzt tritt das Syndrom noch häufiger auf. Letzte Woche noch sagte mir ein Patient: »Die Ärzte wissen jetzt endlich, was ich habe. Ich habe Burn-out. Können Sie mit Ihrer Methode etwas dagegen tun?« Statt ausgebrannt könnten wir auch leer gebrannt sagen. Wir fühlen uns innerlich leer.

Da hasten wir in unserer materiellen Welt wie von Furien gehetzt hin und her, verdienen Geld, schaffen uns alles Mögliche an, aber innerlich verhungern wir. Wir verhungern? Wieso denn, was fehlt uns? Wir essen gut, manchmal sogar zu viel. Wir müssen nicht hungern. Wir achten auf frische Luft, es sei denn wir sitzen im Großraumbüro oder im Hochhaus und können kein Fenster öffnen. Aber dann wird die Raumluft elektronisch geregelt. Also ersticken wir auch nicht. Aber uns fehlt etwas. Was ist es? Werden wir unserem Selbst, unserem inneren Wesen noch gerecht oder erfüllen wir nur noch zwanghaft die Forderungen unseres Egos?

Übrigens haben exakt ermittelte Statistiken schon längst ergeben, dass nicht so sehr die Spitzenmanager, sondern am häufigsten die Angehörigen der zweitobersten Führungsebene vom Herzinfarkt betroffen sind. Woher kommt das? Angst? Ärger? Sich unterordnen müssen? Getreten werden? Aber die Spitzenleute trifft es auch. Nur anders.

Woran also leiden wir? Wir können abends ins Fitness-studio gehen oder in die Sauna, wir können am Wochenende schnell mal nach Venedig fliegen. Wir machen Sport, kurze Radtouren durch die Umgebung oder im Sommerurlaub die Donau aufwärts bis Wien. Manche gehen einmal in der Woche zum »Sportkegeln«, stehen am Wochenende auf dem Tennis- oder Golfplatz oder an der Theke in ihrer Stammkneipe. Andere setzen sich Sonntagmittag mit ihrer Lieblingssekretärin in die zweimotorige Cessna und fliegen nach Sylt zu einer Arbeitstagung, die bis Montagnachmittag dauert.

Warum sind wir nicht durch und durch glückliche Menschen? Schließlich gehören wir einer Generation an, die kaum äußere, materielle Not kennt. Wir machen und regeln und kämpfen. Wir verwirklichen uns selbst, und es gibt nur eines, was wir nicht tun: uns von irgendjemandem auf die Füße treten lassen, es sei denn, er sitzt am längeren Hebel oder ist im Grabenkampf erfahrener als wir.

Wir wechseln den Schauplatz – von unserer ebenso hektischen wie modernen Gesellschaft in den Senegal. Ein junger Arzt der deutschen Entwicklungshilfe spricht mit einem afrikanischen Medizinmann, der in den USA Medizin studiert hat und dann wieder zu seinem Volk zurückgekehrt ist. Vom Vater hat er die Rolle des Medizinmannes in seinem Dorf übernommen.

»Was macht ihr in Europa gegen böse Dämonen?«, fragt er den deutschen Arzt in gutem Amerikanisch.

»Wir haben keine Dämonen mehr in Europa«, sagt der Deutsche mit mildem Lächeln.

»Ach, ihr habt keine Dämonen mehr in Europa? Habt ihr keinen Neid, keinen Streit, keinen Hass, keine Begierden? Kennen eure Leute keine Süchte? Keine Drogen, keinen Whisky? Sterben nicht viele an Lungenkrebs? Vertragt ihr euch mit euern Eltern? Betrügt ihr niemanden, eure eigenen Männer oder Frauen oder euch selbst? Keine Sex-Skandale? Habsucht kennt ihr dann sicher auch nicht. Und auch keine Erbstreitereien? Ich habe in den Staaten gehört, die Habsucht sei sogar unabhängig davon, wie viel ein Mensch schon besitzt. Wie gut, dass die westliche Kultur keine bösen Dämonen mehr kennt.«

Wohlstand, das ist eine alte Weisheit, macht nicht wirklich glücklich. Meine Mutter, die ich noch heute für eine sehr weise Frau halte, sagte immer: »Geld macht nicht glücklich, aber es beruhigt.« Das konnte ich als Junge schwer verstehen und schon gar nicht nachvollziehen. Doch wie dem auch sei, woran mangelt es uns wirklich? Wir verhungern nicht, wir verdursten nicht, wir ersticken nicht und haben in der Regel mehr, als wir brauchen. Und doch vergessen wir eines: spirituelle Nahrung zu uns zu nehmen. Den Hunger, der dadurch entsteht, spüren wir meistens viel zu spät.

Michail Gorbatschow, der politische Erneuerer des Ostblocks, hat uns eine alte Regel wieder bewusst gemacht: *Wer zu spät kommt, den bestraft das Leben.* Wissen Sie was? Wer seiner Seele die spirituelle Nahrung verweigert, der straft sich selbst. Er marschiert immer tiefer in die innere Leere und Dunkelheit und muss daher früher oder später stolpern. Er geht in die Fallen, die ihm seine ganz persönlichen Dämonen stellen. Spiritualität heißt wörtlich übersetzt nichts anderes als Geistigkeit. Spirituell ist also der Mensch, der seinem Geist oder dem Geistigen auf der Spur ist, genauer: der den Weg in sein Inneres angetreten hat, den Weg vom Ich zum Selbst. Gläubige Menschen, egal aus welcher Religion, sagen so etwas wie: Ein spiritueller Mensch ist einer, der sich auf die Suche nach dem Göttlichen gemacht hat. Und solange wir noch in dieser Welt leben, führt der Weg zum Göttlichen unmittelbar durch unsere innersten Welten. Nur indem wir uns mit unseren Schatten konfrontieren, können wir sie überwinden. Nur durch Überwinden unserer Ich-Strukturen und in der Begegnung mit dem Göttlichen können wir uns selbst erlösen. Erlösen heißt erleuchten oder das Licht finden, das uns erleuchtet. Deshalb sagt Christus: »Ich bin das Licht des Lebens.«

Der Sinn unseres Lebens liegt allein darin, die Dunkelheit zu überwinden. Wir können uns zu jeder Zeit auf den Weg machen, das Licht zu suchen. Wir können auch auf die nächste Krise in unserem Leben warten, auf die nächste dunkle Nacht. Denn die kommt gewiss. Dann werden wir gezwungen, Bilanz zu ziehen und uns anzuschauen, warum unser Leben das Rad angehalten hat, in dem wir so emsig gelaufen sind. Das Leben kann uns zur Spiritualität zwingen. Setzen wir uns darüber hinweg, werden wir sterben – zumindest und ganz sicher innerlich.

Ein wunderbares Beispiel für die Suche nach dem Licht gibt uns eine uralte Geschichte, die in mehreren Kulturen erzählt wird. Im Neuen Testament der Bibel heißt sie »Das Gleichnis vom verlorenen Sohn«. In allen Fassungen dieser Geschichte geht es darum, dass sich ein junger Mann in seinem wohlhabenden Elternhaus, wo es ihm an nichts fehlt, nicht mehr wohl fühlt. Er lässt sich von seinem Vater seinen Anteil am Erbe auszahlen und zieht in die Fremde. Dort verprasst er sein Vermögen mit falschen Freunden und in schlechter Gesellschaft. Schließlich ist er bettelarm und steigt auch sozial immer mehr ab, bis er sich am Ende als Schweinehirt verdingen muss. Ernähren darf er sich von dem, was die Schweine übrig lassen. Erst in seinem tiefsten

Leid erinnert er sich an den Vater, den er verlassen hat und bei dem es ihm immer gut gegangen war. Und dann ist ihm, als sei gerade ein Satz in seinem Bewusstsein aufgeleuchtet: »Ich will zu meinem Vater gehen.« Also macht er sich auf die lange Wanderschaft zurück zu seinem Elternhaus. Das Bemerkenswerte an dieser Geschichte ist die Reaktion des Vaters: Er sieht den Sohn schon von weitem kommen, läuft ihm entgegen, umarmt und küsst ihn, lässt ein großes Fest für ihn ausrichten und stattet ihn wieder mit allen Vollmachten eines Sohnes aus. Dessen Selbstanklagen schiebt er mit einer großmütigen Geste beiseite.

Es ist immer wieder das Gleiche, was da bei uns Menschen abläuft: Wir müssen erst in die Dunkelheit hinabsteigen, bevor wir uns ins Licht zurücktasten können. Und dann stellen wir fest, dass das Licht und das Leben uns umarmen und annehmen: »Ich bin das Licht des Lebens.«

Durchbruch zur Liebe

Seit etwa zehn Jahren habe ich, zwar in großen Abständen, aber doch immer mal wieder den gleichen Traum. Es ist ein kurzer Traum und ich denke, er handelt vom Ende meines Lebens, aber ich messe ihm keine zeitliche Bedeutung bei:

Ich bin müde geworden und gehe zu dem Licht, das über meinem Leben leuchtet.

»Welche Zeit ist es?«, frage ich das Licht.

»Die rechte Zeit«, sagt das Licht. »Es war immer die rechte Zeit in deinem Leben.« Und das Licht fragt: »Hast du deinen Lohn empfangen?«

»Oh ja«, antworte ich, »es war genug.«

Das Licht fragt weiter: »Was war der Sinn über deinem Leben und deiner Arbeit?«

»Die Liebe«, sage ich.

Dann wird das Licht strahlend hell und der Traum ist zu Ende.

Die Liebe also. In meinem bisherigen Leben habe ich keine Macht kennengelernt, die so stark ist wie die Liebe, so sanft wie die Liebe, so zärtlich wie die Liebe, so anspruchsvoll, so fordernd, so unerbittlich wie die Liebe, so konsequent und doch so nachgiebig wie die Liebe, keine Kraft, die uns so verwandeln und emporheben und keine, die so glücklich machen und doch soviel Schmerz verursachen kann.

Was also ist die Liebe? Das Wort hat eine vielschichtige Bedeutung. Wird die Liebe nicht missbraucht und nicht vorgetäuscht, dann schwingt schon in dem Begriff ein stark positiver Impuls mit. Die Liebe kann ein Gefühl sein, eine sinnliche Empfindung, eine ethische Grundhaltung. Sie kann unsere Wesenszüge veredeln, unser Verhalten zieren und unseren Weg überstrahlen. Sie kann uns tief innen berühren und innerhalb von Sekunden Tränen oder ein glückliches Lächeln auf unser Gesicht zaubern.

Die Liebe gesteht Fehler zu und ist zu nahezu grenzenloser Vergebung bereit. In seinem ersten Brief an die Korinther (1. Kor. 13) schreibt der Apostel Paulus über die Liebe: »Die Liebe ist langmütig, die Liebe ist gütig. Sie ereifert sich nicht, sie prahlt nicht, sie bläht sich nicht auf. Sie … sucht nicht ihren Vorteil, lässt sich nicht zum Zorn reizen, trägt das Böse nicht nach. Sie freut sich nicht über das Unrecht, sondern freut sich an der Wahrheit. Sie erträgt alles, sie glaubt alles, sie hofft alles, sie hält allem stand.«

Die Liebe gibt zwei Menschen die Kraft, gemeinsam durch schweres Unglück oder Leid hindurchzugehen. Sie vermag das Grauen eines Krieges zu überdauern und gibt den Menschen trotz all dem Schrecklichen, das man ihnen angetan hat, einen inneren Zufluchtsort. Sie kann Menschen so eng miteinander verbinden wie nichts sonst. Die Liebe kann Grenzen aufheben, Grenzen zwischen den Menschen, Grenzen zwischen uns und anderen Geschöpfen im Universum und schließlich die Grenzen zwischen uns und dem Göttlichen.

Doch wenn sie auf diese Weise zu wirken vermag, kann sie nicht aus der irdischen Wirklichkeit stammen. Dann ist sie eine Gabe des Göttlichen, ein Vermächtnis des Schöpfers an uns. Und damit ist sie die treibende Kraft allen Aufstiegs und aller Evolution.

Wir sind hier in einem Bereich angelangt, in dem sich auf dem Gipfel des menschlichen Denkens und Erkennens Mystik, Spiritualität und modernste Naturwissenschaft treffen und einander bestätigen, auch wenn der Begriff Liebe keiner naturwissenschaftlichen Kategorie zuzuordnen ist. Über den Begriff der Informationen bekommen wir dennoch einen recht konkreten naturwissenschaftlichen Zugang zum Phänomen Liebe: Photonen aus dem Bereich der subatomaren Teilchen sind Informationstransporter, Elektronen sind Informationsspeicher. Unsere Gedanken vermögen subatomare Strukturen zu beeinflussen. Diese nehmen Einfluss auf den Aufbau von DNS-Molekülen. DNS-Moleküle wiederum wirken auf die Anordnung von Photonen ein und damit auf das Leben. Und immer geht es um den Austausch von Informationen. Wir befinden uns hier wohlgemerkt im Quantenbereich, wo keine Materie mehr eine Rolle spielt und wo die handelnden Strukturen die Grenze zum Geistigen längst überschritten haben. Und wir wissen: Elektronen können Informationen aufnehmen und abgeben. Dies ist ein physikalisches Substrat der Kommunikation, und nur so können höhere Formen von Leben entstehen. Nur indem die beteiligten Strukturen Informationen austauschen, können sie wachsen, und auch wir müssen Informationen austauschen, um zu wachsen und zu reifen. Wir müssen uns öffnen und auf unser Gegenüber zugehen. Dann praktizieren wir Kommunikation. Kommunikation ist eine Vorstufe von Zuwendung und damit eine Grundvoraussetzung für Liebe. Dieser Weg öffnet sich, wenn wir anerkennen, dass unsere Gedanken die Materie beeinflussen.

Der amerikanische Physiker Robert Jahn hat diesem Phänomen einen wesentlichen Teil seiner Forschungen gewidmet, die ich in Kapitel drei (siehe Seite 121f.) ausführlich vorgestellt habe. Nachdem er zwölf Jahre lang streng wissenschaftliche Untersuchungen durchgeführt hatte, kam er zu der Auffassung, es mache keinen Sinn, Begriffe wie Information oder Resonanz entweder der physischen Umwelt oder dem Bewusstsein zuzuordnen oder physikalische von geistigen Wirkungen abzugrenzen. Er schrieb:

»Das Bewusstsein und der physiologische Organismus (die Materie, Anm. d. Verf.) sind Meister im Austausch von Informationen mit der Umgebung, was es ihnen erlaubt, von ihr zu lernen. Eine erfolgreiche Strategie zur Informationsübertragung setzt eine gewisse Auflösung der Identitäten von Sender und Empfänger der Information voraus. Diese Auflösung ist auch das Rezept für jede Form von Liebe: Das Aufgeben der selbstbezogenen Interessen der einzelnen Partner zugunsten des Paares. Mit den strengsten wissenschaftlichen Experimenten und analytischer Logik sind wir offenbar auf nichts weniger als die treibende Kraft so-

wohl des Lebens als auch des physischen Universums gestoßen: *Liebe,* die überragende Kraft der kreativen Existenz,
schon lange erkannt in praktisch jeder gelehrten Disziplin
und in jeder anderen kulturellen Epoche. Es ist dieselbe
Kraft, von der Johannes in seinen Briefen spricht: Gott ist
die *Liebe.*«[3]

Hier zeigt sich nun, dass die Liebe ein grundlegendes,
ein geradezu universell wirksames Element ist. Wie die
Phänomene der Quantenwelt durchwebt sie unseren irdischen und kosmischen Lebensraum, unseren Bewusstseinsraum, der in die Unendlichkeit unserer inneren Welten
weist und weit über alle irdische Realität und damit auch
über Raum und Zeit hinausreicht. Die Liebe ist im unendlichen Quantenraum geradezu kodiert. Jedes Bewusstsein,
das existiert, wo und wann auch immer, ist in dieses Gewebe einbezogen. Genau daran wird es liegen, dass uns die
Liebe wie ein Zauber erscheint, der in unzähligen Bewusst-
seinsträgern zur inneren Wirklichkeit werden kann und
immer wieder wird.

Seit tausenden von Jahren bemühen sich Menschen aller
Kulturen dieses grundlegende Lebenselement begrifflich zu
erfassen und zu verstehen. Wir sind von seinen Zeichen umgeben und tragen sie in uns. Sie machen uns betroffen und
faszinieren uns zugleich. Aber für den Suchenden bleibt die
Liebe immer ein Element des Ahnens und des Fühlens, denn
sie entzieht sich der klaren Erkenntnis. Eine solche Erkenntnis ist nur Menschen vergönnt, welche die Liebe selbst zu
Mystikern werden lässt. Nur das Mystische, das Geheimnisvolle in uns selbst beschert uns jene reine Erkenntnis, die nur
erfahren werden kann, die man er-leben oder er-leiden muss,
um sie zu erlangen. Diese Erfahrung steht allen Menschen
offen, die guten Willens sind, gleich welcher Rasse oder Re-

ligion, welcher sozialen oder bildungsmäßigen Schicht sie angehören. Wir können sie jedoch mit niemandem teilen, der sie nicht selbst erfahren hat. Und indem wir die Liebe erkennen, wird sie zu unserer Führerin durch Bewusstseinsräume, in denen es keine Polaritäten und keine Grenzen gibt, in denen wir Einheit mit jedem Bewusstsein erfahren, das darin existiert. In tiefer Meditation, wenn wir spirituelle Erfahrungen machen und beim Durchleben schweren körperlichen oder seelischen Schmerzes können wir in diese Bewusstseinsräume eintauchen.

Wir haben erfahren, dass die Liebe die höchste und edelste aller Emotionen ist und dass keine andere Emotion unsere Gedanken in ihrer realitätsbildenden Kraft ähnlich gezielt unterstützt. Wir haben wissenschaftliche Erklärungsmodelle dafür, wie Wirklichkeit entsteht und wie wir sie beeinflussen können und haben mitverfolgt, wie sich Spiritualität und Naturwissenschaft in diesem Bereich unserer Existenz treffen. Daraus können wir, was die heilende Kraft unserer Gedanken und Emotionen anbelangt, folgendes Gesamtkonzept ableiten:

> Unsere Gedanken spielen insofern eine zentrale Rolle im Heilungsgeschehen, als sie sich bis in die körperliche Wirklichkeit hinein verdichten können. Diese realitätsbildende Kraft kann durch Emotionen erheblich verstärkt werden, und die höchste Emotion ist die Liebe.

> Die Liebe unterliegt nicht dem alles umfassenden Gesetz der Polarität, sondern befindet sich in der Neutralposition zwischen Plus- und Minuspol. Daraus wird zwingend deutlich, dass die Liebe die zentrale Kraft des Heilens darstellt, wobei die Wirkung der von uns eingebrachten Liebe wiederum von der göttlichen Liebe beflügelt und vollendet wird. Diese Liebe geht über alle geografischen

Grenzen hinaus. Sie erfüllt die gesamte Schöpfung. Jedes Lebewesen kann sie verstehen, auf Erden und im Universum. Sie ist die zentrale Kraft unserer Evolution. Durch sie transformiert erheben wir uns auf die höchsten Stufen, die unser Bewusstsein während und nach unserem irdischen Leben jemals wird erreichen können.

> Ob wir mit dieser ursprünglichen Kraft physiologische Veränderungen in einem kranken Körper bewirken, ob wir die Selbstheilungskräfte eines Menschen damit aktivieren, ob wir eine Klärung im Bereich seines Selbst herbeiführen oder ob wir ihm helfen, Schatten in seiner Seele aufzulösen – das sind alles nachgeordnete und nicht etwa prinzipielle Fragen. Doch auch sie werden von der erlösenden Kraft der Liebe beantwortet.

Wenn aber die Liebe im Prozess des Heilens und Geheiltwerdens eine so zentrale Rolle spielt, wie können wir uns dann im Rahmen unserer therapeutischen Bemühungen diesem energetischen Muster annähern? Welche Geisteshaltung, welche innere Bereitschaft ist dafür erforderlich? Wir müssen uns diese Fragen stellen, denn im Bereich des Bewusstseinsheilens haben wir ja keine materielle Hilfe, kein Skalpell, keine Chemie, keine im Sinne der orthodoxen Medizin physikalischen Heilweisen. Wir haben ja »nur« unser Bewusstsein, nur die Palette unserer Gefühle und hier besonders unser Mitgefühl und unsere Liebe.

Wo also können wir in diesem Zusammenhang den Begriff Mitgefühl einordnen, der ja in einer gewissen Nähe zur Liebe angesiedelt ist, aber doch in einer anderen Dimension als diese? Mir scheint, dass Liebe Mitgefühl einschließt, während Mitgefühl begrifflich nicht unbedingt mit Liebe übereinstimmt.

Bei der sprachlichen Herleitung des Wortes *Mitgefühl* kommen wir am ehesten auf das griechische Wort *Empatheia* (Empathie), was aber zur damaligen Zeit »Vorurteil, Gehässigkeit« bedeutete. Die Bedeutung des altgriechischen Wortes *Sympatheia* (Sympathie) trifft schon eher das, was wir heute unter Mitgefühl verstehen. Es bezeichnet die Fähigkeit eines Menschen, einen anderen Menschen von außen möglichst ganzheitlich zu erfassen und – ohne dabei persönliche Grenzen zu überschreiten – dessen Gefühle zu verstehen, ohne sie unbedingt teilen zu müssen. Auf diese Weise kann man sich über das Denken/Verstehen und Handeln des anderen klar werden. Interessanterweise verwenden Psychologen, Pädagogen, Psychotherapeuten, Seelsorger, Ärzte und Soziologen heute dennoch vor allem das Wort »Empathie« für »Mitgefühl«.

Im Buddhismus wird Mitgefühl (*Metta* = liebende Güte), wenn es sich auf den therapeutischen Bereich bezieht, als der Wunsch definiert, das Leiden anderer zu lindern – das momentane Unwohlsein ebenso wie die tiefer liegenden Gründe des Leidens. Dahinter steht der Wunsch, es anderen besser gehen zu lassen. »Alle Wesen mögen glücklich sein«, heißt es im *Metta-Sutta,* einem der populärsten Texte des Theravada-Buddhismus.

Mitgefühl bedeutet mitzuspüren, sich dem anderen mit dem eigenen Verstehen und den eigenen Gefühlen zu nähern, sich dem Leidenden zuzuwenden, ohne das eigene Leid noch zusätzlich auf ihn zu projizieren. Nur so wird aus der jetzt praktizierten Anwendungsmedizin jene Zuwendungsmedizin, die wir so dringend brauchen. Zuwendungsmedizin ist das Gebot unserer Zeit. Wenn sie sich dem Patienten wirklich zuwenden, werden Ärzte, Psychotherapeuten, Heilpraktiker, Schwestern, Pfleger und alle anderen therapeutisch tätigen Personen für ihn zu einem Anker der Hoffnung. Der Patient kann innere Nähe aufbauen und erleben, dass jemand sein Leid mit ihm trägt. Mitgefühl führt nicht nur zu einer umfassenderen Versorgung des Patienten, sondern sorgt auch dafür, dass das therapeutische Team die schwierige Aufgabe, einen frustrierten, verzweifelten, hoffnungslosen oder todkranken Menschen versorgen zu müssen, besser bewältigen kann.

Im medizinethischen Kodex der *American Medical Association (AMA)* heißt es: »Wir Mitglieder der weltumfassenden Gemeinschaft von Ärzten verpflichten uns ... das menschliche Leben und die Würde jedes Individuums zu respektieren ... für die Kranken und Verletzten mit Kompetenz und Mitgefühl und ohne Vorurteil zu sorgen.«[4]

Es gibt viele Patienten, die aggressiv und reizbar sind, weil sie Angst haben, weil sie sich hilflos und abhängig fühlen und weil sie ihre Schmerzen als bedrohlich empfinden. Wer schon einmal unter schweren oder auch lang andauernden Schmerzen, wie etwa schlimmen Zahnschmerzen gelitten hat, der weiß, wie viel Energie Schmerzen einem abfordern, und der versteht auch, dass Schmerzen aggressiv machen können. Patienten entwickeln unter solchen Umständen manchmal eine Wesensart, die nicht gerade liebenswert macht. Und doch ist immer der Patient derjenige, der Hilfe braucht. Es kann nicht sein, dass er sich um einen guten Kontakt zu uns bemühen muss. Wir, die therapeutisch tätigen Personen, müssen ihn in seiner Angst und in seinem Ausgeliefertsein auffangen. Wir sind es, die immer die längere Geduld haben müssen. Auch nach einem langen Tag, sogar wenn wir zwölf Stunden operiert haben, selbst wenn wir nach einem Notdienst rund um die Uhr im Stehen einschlafen könnten, auch wenn wir als Heiler seit Be-

ginn der Sprechstunde schon 25 Patienten die Hände auf-
gelegt haben – niemals dürfen wir unser Mitgefühl bei der
letzten Tasse Kaffee im Schwesternzimmer zurücklassen.
Und wenn der lange Dienst uns vielleicht wortkarg gemacht hat, merkt der Patient immer noch an der Botschaft
in unseren Augen, an unserer Miene, an unserem Hände-
druck, an einem teilnehmenden Wort, ob er für uns eine
unzumutbare Pflichtübung oder ein Gegenstand der Sorge
und der Anteilnahme ist. Man darf nämlich nicht vergessen, dass seine Krankheit, die Angst, die drohende Gefahr
und der Schmerz ihn hochsensibel gemacht haben. Seine
Sinne sind geschärft und daher wird er jede Unsicherheit,
jeden Zweifel und jeden inneren Rückzug bei uns wahrnehmen.

Was dagegen ein ermutigendes, aufmunterndes Wort ausmachen kann, haben wir alle schon oft erlebt. Und jüngst
erlebte ich es wieder in meiner Verwandtschaft.

Eine ältere Cousine von mir war vor knapp einem Jahr
in ihrem Heimatkrankenhaus mit einem künstlichen Kniegelenk versorgt worden. Drei Monate später rötete sich das
Knie und schmerzte. Sie wurde punktiert und es zeigte sich,
dass sich in dem operierten Knie eine bakterielle Infektion
entwickelt hatte. Als sie mich anrief und um Rat bat, konnte ich sie dazu bringen, sich sofort bei dem orthopädischen
Chirurgen meines Vertrauens vorzustellen. Der nahm sie
stationär auf und implantierte ihr unter intensivem Antibio-
tika-Schutz ein neues künstliches Kniegelenk.

Zwei Monate später stürzte sie und fiel genau auf dieses
zweimal operierte Knie. Es sei ein wenig blau geworden,
berichtete sie später, habe aber zunächst nicht richtig weh-
getan. Nach und nach seien die anfangs nur leichten
Schmerzen jedoch stärker geworden, und nun müsse sie un-

bedingt irgendetwas dagegen tun. »Inzwischen habe ich eine Höllenangst«, meinte sie. »Was ist, wenn eine neue Infektion im Knie ist? Oder wenn eine weitere Endoprothese nötig wird? Was mache ich nur?«

Ich schickte sie sofort wieder in die Ambulanz meines Lieblingschirurgen. Da er gerade operierte, als sie sich meldete, kümmerte sich ein jüngerer Kollege um sie. Er ließ das Knie röntgen – und siehe da, im Bereich des Knochens und der künstlichen Gelenkteile war nichts gebrochen oder beschädigt. Nach sorgfältiger Prüfung des Kniegelenkes sagte der junge Arzt: »Wissen Sie, Frau Dorn, Ihr Knie ist recht gesund. Es weiß nicht mal, warum es wehtut. Vergessen Sie Ihre Angst, es könnten Bakterien im Gewebe sein. Die haben wir vor drei Monaten gründlich vertrieben. Und immer, wenn Sie unsicher sind, setzen Sie sich ins Auto und kommen her. Einer von uns hat immer Zeit für ein kurzes Gespräch. Und denken Sie daran: Gute Gedanken sind die beste Medizin für Ihr Knie.«

Am nächsten Morgen wachte meine Cousine schmerzfrei auf. Sie sprach nicht mehr von ihrem Knie, sondern nur noch von dem »netten Arzt« und dass es ihr jetzt so viel besser ginge.

Das war meine letzte, wenn auch indirekte Erfahrung mit der wunderbaren Wirkung des Mitgefühls, das Schmerzen lindert oder sogar zum Verschwinden bringt und in Einzelfällen einfach alles außer Kraft setzt, was wir aufgrund unserer medizinischen Erfahrung für »normal« oder »gegeben« halten. Mitgefühl ist keine rein philosophische oder moralische Angelegenheit. Es ist vielmehr eine zutiefst menschliche und für alle heilenden und pflegenden Berufe unerlässliche Grundhaltung, die in unserem Inneren entsteht und in unsere berufliche und private Umgebung ausstrahlt. Wie man kürzlich herausgefunden hat, können sogar höhere Tiere Mitgefühl empfinden. Mitgefühl steht nicht auf dem Lehrplan und wird auch nicht besonders gefördert, weder im Medizinstudium noch in der Schwesternausbildung oder an der Heilpraktiker-Schule. Wir lernen es allein durch unsere eigene Innerlichkeit und durch unser Leben.

Die Fähigkeit, Mitgefühl zu empfinden, ist eine ganz wesentliche Eigenschaft für alle, die einen medizinischen Beruf ergreifen, aber eine Bewertung dafür findet sich bei keinem von uns auf dem Examenszeugnis. Je mehr andere Tugenden – Ausdauer, Vertrauen in den Sinn unseres Lebens, Dankbarkeit, die Fähigkeit zu verzeihen, Treue und so weiter – wir in uns tragen und pflegen, desto eher wecken wir unser Mitgefühl. Und damit beschenken wir nicht nur uns selbst, sondern auch die Menschen in unserer Umgebung.

Es ist wie bei einem Kaleidoskop, jenem fernrohrartigen Schauglas für Kinder. Wir sehen ein buntes Mosaik, und wenn wir das Rohr um seine Längsachse drehen, purzeln die bunten Glasscherben im Innern durcheinander und neue Bilder entstehen. Würden wir auch nur eine einzige der bunten Scherben durch eine neue ersetzen, wäre kein Bild mehr so wie die Bilder vorher. So ist es auch, wenn wir Mitgefühl entwickeln. Dann ist keine zwischenmenschliche Begegnung mehr so, wie sie sich vorher abgespielt hätte. Und weil wir mit dem Mitgefühl eine besonders leuchtende und wertvolle bunte Scherbe erworben haben, werden auch unsere Begegnungen in Zukunft schöner und leuchtender sein. Das ist wohl der wichtigste Grund, warum wir ohne das Geschenk des Mitgefühls nicht arbeiten und letztlich auch nicht leben sollten.

An diesem Morgen kam ich gegen neun Uhr in meine Praxis. An der Rezeption sah ich eine kleine, zierliche Frau stehen. Im Vorbeigehen begrüßte ich sie kurz. Sie war sehr schlank, sportlich gekleidet und trug ihr schwarzes Haar kurz. Sie hatte asiatische Gesichtszüge. »Sie kommt aus China«, dachte ich.

Als ich zehn Minuten später in ihrem Behandlungszimmer erschien, lag sie schon auf der Liege und hatte sich die Decke bis zur Nase hoch gezogen. Leise Meditationsmusik erklang aus der Tonanlage des Raumes, und die Lampe in der kleinen Wandnische verbreitete ein sanftes, warmes Licht. Ich zog einen Hocker neben ihre Liege, setzte mich neben sie und schaute sie an.

»Ich hatte vor vier Jahren Brustkrebs, aber die Ärzte haben ihn beseitigt. Und jetzt ist er wieder gekommen. Ich habe Schmerzen in den Rippen und hier oben«, sagte sie und fasste sich mit der Linken in den Nacken. »Die Ärzte, die mich jetzt behandeln, haben runde Herde gefunden – in den Rippen und an der Halswirbelsäule. Sie glauben, es sind Metastasen.«

Sie versuchte deutlich zu sprechen, denn das Deutsche kam ihr nicht so flüssig über die Lippen. Auf der Karteikarte sah ich ihr Alter: 50 Jahre. Sie sah jünger aus. Sie hatte jetzt die Augen geschlossen, aber auf ihrem Gesicht zeigten sich die Spuren einer langen Wanderung durch eine lebensbedrohliche Krankheit, durch Schmerzen und Enttäuschungen.

Ich umfasste mit beiden Händen ihre Schultern und sagte mit leiser Stimme: »Der unendliche und allmächtige Gott überflute dich mit dem heilenden Licht seiner göttlichen Liebe.« Da spielte ein Lächeln um ihre Lippen und Tränen traten zwischen ihren geschlossenen Lidern hervor. Kurz danach öffnete sie die Augen, aber nur ein wenig, als fürchte sie, wieder ganz in die Gegenwart einzutauchen. Dann sagte sie leise: »Ich glaube an den großen Weltengeist. Sie nennen ihn Gott, aber es ist derselbe große Geist.« Und dann sagte sie langsam, wobei sie hinter jedem einzelnen Wort eine kleine Pause machte:

»Gott ist mit sich zufrieden. Er lächelt.
Er ruht in sich selbst, und ich ruhe in ihm.
Er hilft mir, weil er fühlt, was ich fühle.
Spüren Sie das? Gott fühlt mit mir.«

Dann schloss sie die Augen wieder. Das Lächeln auf ihrem Gesicht blieb.

Vor meinem inneren Auge standen Worte aus einem Gedicht von Teresa Schuhl:

»Ich schrie, ich weinte … doch Gott ließ mich nicht allein.
Er weinte mit mir viele Tränen – Tränen der göttlichen Liebe.
Sie wurden Nahrung in mir für ein neues Leben.«

Ist das der Grund, warum wir durch das Leid gehen? Weil im Leid Gott auf uns wartet? Eine andere Erinnerung kam plötzlich zurück. Was hatte der Chansonier vor 30 Jahren in dem überfüllten Bistro im Quartier Latin gesungen? Ich weiß es nicht mehr genau, aber sein Text lautete ungefähr so:

»Unsere Theologen und andere gelehrte Köpfe
streiten an der Sorbonne über das Wesen Gottes,
während Jesus in einem Hospiz von Bett zu Bett geht
und den Sterbenden zu trinken gibt und sie tröstet.«

Das also waren die Botschaften an diesem Morgen. Sie hatten mir in aller Klarheit und Einfachheit gezeigt, was Mitgefühl ist: nichts zum Philosophieren, nichts zum Analysieren, nichts zum Diskutieren. Mitgefühl ist eine Sache des Fühlens, des Helfens, des Tröstens. Im Mitgefühl begegnen wir unseren Menschengeschwistern und in ihnen begegnen wir Gott, dem großen Weltengeist der kleinen Dame aus China.

Am Tag zuvor hatte mir im selben Behandlungszimmer eine 34 Jahre alte Frau mit Brustkrebs und Lebermetastasen gesagt: »Käme ich nicht hierher, hätte ich gar nicht den Mut gehabt, zur ersten Chemo zu gehen. Und wenn ich in der Chemoambulanz am Tropf liege, spreche ich in meinen Gedanken den Psalm von den Engeln, mit denen Er mich umgibt.[5] Darin finde ich richtig Hilfe und Stärkung, wenn mich die Hoffnung verlässt.«

Jenseits aller Hoffnung bleibt uns nur noch der Glaube an unser Geborgensein im göttlichen Urgrund einer allumfassenden Ganzheit, der Glaube an Gott, dessen Liebe sich nicht in der Erhaltung des irdischen Lebens erschöpft. Ich erlebe immer wieder, dass sich Patienten auch im letzten Stadium ihres Lebens auf genau diesen Halt verlassen.

KAPITEL 5
AUF DEM WEG ZUR GANZHEIT

Systemwechsel

Ob man davon ausgehen kann, dass unsere Zeit, das beginnende 21. Jahrhundert, dessen teilhaftig ist, was wir als die umfassende Ganzheit aus Körper, Geist, Seele und göttlichem Urgrund bezeichnet haben, mag zunächst dahingestellt sein. Sicher trifft es für den einen Bereich unserer Geisteskultur stärker zu als für den anderen, zum Beispiel für die gegenwärtigen Bemühungen Einzelner oder Gruppen um Spiritualität mehr als für die zeitgenössischen Auffassungen von Gesundheit und Krankheit.

In einem Bereich findet ganz ohne jeden Zweifel ein faszinierender Aufstieg in die Höhen des ganzheitlichen Denkens, Forschens und Entdeckens statt. Es ist die modernste Naturwissenschaft, die in Regionen der Erkenntnis vordringt, wo wir das Staunen lernen. Das dabei erworbene Wissen beschert uns eine nie geahnte Sicht auf das Universum und alles Leben darin, führt uns auf eine hohe Ebene menschlichen Bewusstseins, von der aus wir uns selbst jenseits aller ichbezogenen Isolation völlig neu wahrnehmen, und zu der wahrhaft umfassend heilenden und befreienden Erfahrung, dass jeder von uns Bestandteil des einen Kosmos und des alles umfassenden göttlichen Urgrunds ist.

Nehmen wir das weiter oben in Ansätzen erläuterte zwölfdimensionale Weltbild des Burkhard Heim, um eine Ahnung von der großen Ordnung unseres Kosmos zu bekommen, dann erleben wir nicht nur in allen auf den Menschen bezogenen Wissenschaften, sondern auch in der Mathematik und in der Physik eine Revolution von so gewaltigen Ausmaßen, dass wir allein damit auf einen kommenden Evolutionsschritt der Menschen und der ganzen Erde hingewiesen werden. Auch zeichnet sich ein signifikant ganzheitliches und von erweitertem Bewusstsein geprägtes Weltbild ab, das dem Menschen größte Möglichkeiten zur kulturellen und persönlichen Entwicklung bietet.

Die uralte existenzielle Frage, wohin wir Menschen uns entwickeln und was aus unserer Erde wird, gewinnt neue Brisanz. Die Physik und vor allem die Astrophysik weisen auf einen Wandlungsprozess hin, der zu einer erheblichen Erweiterung unseres Bewusstseins und unserer kognitiven Fähigkeiten führen wird und auch unser kollektives Bewusstsein einbezieht. Schon seit Jahren weisen die relevanten Forschungsergebnisse darauf hin, dass die Grenzen unseres Bewusstseins in zeitlicher und räumlicher Ausdehnung weit über unser Leben und unsere Persönlichkeit hinausreichen, was auch die Frage nach der Zeitlichkeit des Menschen in einem völlig neuen Licht erscheinen lässt.

Neben vielen anderen Bereichen wird auch das in der westlichen Welt gültige Medizinsystem durch neue wissenschaftliche Grundlagen ergänzt. Die statische Sicht des Menschen wird von einer dynamischen Sicht abgelöst, und in den relativ jungen Disziplinen energetische Medizin und Informationsmedizin werden Systemanalysen an die Stelle von Organanalysen und physikalisch-biophysikalischen Messmethoden treten.

Die Funktionsanalyse der übergeordneten Steuerungsebenen wird komplementär zur modernen klinischen Medizin genutzt werden. Dabei ergeben sich die Regulationsebenen oder Ebenen der biologischen Funktion aus dem energiemedizinischen Modell des menschlichen Organismus und beinhalten folgende, hierarchisch geordnete Komponenten:

1. Die physiologisch-biochemische Regulation (Säure-Basen-Gleichgewicht, bioelektrische Regulation usw.).
2. Die ganzheitlichen Regulationssysteme des Körpers (Nervensystem, hormonelle Regulation, Immunsystem, Grundregulation des Bindegewebssystems usw.).
3. Die Regulationsebene der elektromagnetischen Felder (Biophotonen; in diesem Bereich werden auch Heilen durch Handauflegen und andere »energetische« Heilweisen plausibel).
4. Die Bioinformationsebene der »subtilen Energien« (Potenziale, Skalarwellen u.a.).
5. Die transpersonale Ebene der impliziten Ordnung und des vereinigten Feldes der modernen Physik.[1]

Die beiden letztgenannten Ebenen gehören zum Vakuumbereich, also zum subatomaren Bereich.

Wir wissen dank der medizinischen Forschung, dass Energietherapien hinsichtlich ihres Einflusses auf die Gewebearten und die Stimulation der Gewebsheilung erhebliche Bedeutung haben. Es gibt entsprechende Geräte[2], mit denen pulsierende Magnetfelder erzeugt und angewandt werden. Ergänzend dazu führt der bekannte Energiemediziner James L. Oschman aus: »Es ist faszinierend, dass Therapeuten beim ›heilenden Handauflegen‹ oder wenn sie verwandte Methoden anwenden, starke biomagnetische Felder von unsteter Frequenz erzeugen können. Diese Felder scheinen sich ›wischend‹ oder ›tastend‹ durch eine Frequenzbreite im ELF-Bereich (= extrem langsame Frequenzen von 3–30 Herz) zu bewegen. Es ist derselbe Frequenzbereich, in dem biomedizinische Forscher einen ›Schnellstart‹ der Knochen- und Weichteilheilung für möglich halten.«[3] Weiter erklärt Oschman, es habe sich gezeigt, dass zum Beispiel die Handflächen von Qi-Gong-Meistern messbare Wärmemengen ausstrahlen, die das Zellwachstum, die DNA- und Proteinsynthese und die Zellatmung verstärken können.

Die im westlichen Kulturkreis etablierte und heute fast ausschließlich praktizierte Medizin basiert auf der materialistischen Grundeinstellung vorangehender Jahrhunderte – besonders des 19. Jahrhunderts mit einer chemisch-pharmakologischen Grundtendenz – und beruht auf dem materialistisch physikalischen Weltbild dieser Zeit. Sie wird aus dieser Sackgasse nur herausfinden, wenn sie die eigenständige Wesensqualität *Leben* in ihre Wissenschaft einbezieht und die zahlreichen Phänomene im Grenzbereich zwischen materiell-energetisch und transmateriell-vitoenergetisch (von lat. *vita* = Leben) berücksichtigt. Tatsache ist auch, dass physikalische Experimente ein lebendes System normalerweise nicht einbeziehen. Es geht aber für unsere Wissenschaft darum, sich immer mehr transmateriellen Naturphänomenen zuzuwenden und damit auch die Physik um einige entscheidende Erkenntnisse zu erweitern.

Methoden wie Akupunktur und Homöopathie und schließlich auch Heilen über das Bewusstsein konnten bisher noch nicht bis ins Letzte wissenschaftlich aufgeschlüsselt werden, aber nicht etwa, weil sie unwissenschaftlich wären, sondern weil bisher noch wichtige Untersuchungsinstrumente und Nachweismethoden fehlten. Es gibt jedoch Modelle, die Wirkungsweise und Erfolg solcher Methoden erklären. Der Mathematiker Edgar Kaucher schreibt: »Man hat sich zu entscheiden für ein tieferes Erkennen der Seinsgesetzmäßigkeiten oder aber für ein fortgesetztes Ignorieren dieser Gesetzmäßigkeiten mit den entsprechenden Folgewirkungen der Zerstörungen und des Zusammenbruchs.«[4] Der Physiker David Bohm führt aus: »Die Ergebnisse der modernen Naturwissenschaften ergeben nur noch einen Sinn, wenn wir eine innere, einheitliche, transzendente Wirklichkeit annehmen, die allen äußeren Daten und Fakten zugrunde liegt. Das Bewusstsein der Menschheit ganz in der Tiefe ist eins.«[5] Und der britische Kernphysiker und Molekularbiologe Jeremy Hayward von der Cambridge University kommt zu dem Schluss, menschliches Bewusstsein sei möglicherweise grundlegender als Raum und Zeit. Er schreibt: »Manche durchaus noch der wissenschaftlichen Hauptströmung angehörende Wissenschaftler scheuen sich nicht mehr, offen zu sagen, dass das Bewusstsein neben Raum, Zeit, Materie und Energie eines der Grundelemente der Welt sein könnte.«[6]

Es ist schlicht nicht vorstellbar, dass eine so wesentliche Einflussgröße wie das Bewusstsein *keinen* starken Einfluss auf menschliche Funktionssysteme hätte, auch wenn entsprechende Nachweismethoden noch nicht durchgehend etabliert sind.

Wir »verdanken« dem Erbe der Moderne und vor allem dem des 19. Jahrhunderts, dass uns die Verneinung der »Ganzheit« des Menschen so lange erhalten blieb, dass sie eigentlich immer noch offizielle Lehrmeinung ist und sich in den fast rein auf das Körperliche bezogenen Therapiemethoden äußert. Darüber hinaus ist das Grundverständnis körperlicher Abläufe im menschlichen Organismus immer noch ausgesprochen veraltet, wenn wir es an der systemtheoretischen Betrachtung des lebenden Organismus messen. James L. Oschman bezieht sich unter anderem auf die konventionelle Neurophysiologie: »Trotz zahlreicher neuer Indizien hat sich etwa die Beschreibung neurologischer Prozesse in den Lehrbüchern über Jahre kaum verändert. Jeder, der in ein x-beliebiges biologisches oder medizinisches Lehrbuch schaut, muss wissen, dass die Darstellung oberflächlich und oft völlig veraltet ist. Er sollte auch wissen, dass es alternative Ideen gibt, die sehr wichtig sind, aber nicht beachtet oder sogar unterdrückt werden.«[7] Es habe sich herausgestellt, fährt er fort, dass die Anwender alternativ- oder komplementärmedizinischer Methoden oft ein viel klareres Bild von der wirklichen Struktur lebender Zellen und Gewebe hätten.

Über die naturwissenschaftlichen Umwälzungen hinaus, von denen Oschman spricht, haben sich auch für den Bereich der rein geistigen, bewusstseinsbezogenen Therapieformen Phänomene herausgestellt, die ohne die neuesten Erkenntnisse subtiler energetischer Phänomene recht nebulös, spekulativ-parapsychologisch oder ganz ausschließlich spirituell aufzufassen wären. In diesem Zusammenhang sind jedoch an vielen bekannten Universitäten, Forschungsinstituten und Kliniken Untersuchungen im Gange, die einen Effekt rein geistiger und/oder spiritueller Methoden der Behandlung beweisen und keineswegs so spekulativ sind, wie sie von Vertretern der konservativen Medizin meist ohne Kenntnis der transmateriellen naturwissenschaftlichen Hintergründe gerne hingestellt werden.

Im rechten Geist

Vor zwei Monaten war ich bei einem Klassentreffen meines Abiturjahrgangs. Einer meiner früheren Mitschüler ist heute Professor für Innere Medizin. Ich halte ihn für einen guten Arzt und einen einfallsreichen Forscher. Wir hatten uns seit zehn Jahren nicht mehr gesehen und er hatte im Internet eine Ankündigung meines neuen Buches gefunden.

»Wovon handelt es denn?«, fragte er mich.

»Von mehr Geist in der Medizin«, antwortete ich.

»Wieso Geist?«, fragte er zurück.

»Na ja«, sagte ich, »der umfassende Geist, in dem alles wurzelt.«

»Ach, wirklich«, sagte er, nicht als Frage, sondern als hingeworfene Redewendung. Und dann begann er mir übergangslos von seinen Problemen mit der Klinikverwaltung zu erzählen.

Wenige Tage zuvor hatte ich etwas über einen 12-jährigen Jungen gelesen, der seinen Vater fragt, wie denn die Menschen früher ins Internet gekommen seien, als es noch keine Computer gab. Er war mit dem Laptop vertraut und hatte eine Vorstellung vom Internet, aber vom umfassenden Prinzip der Datenverarbeitung, das dahinter steht, hatte er noch nichts gehört. Das erinnerte mich vage an meinen früheren Mitschüler.

Muss unsere westliche Medizin neu be-geistert werden? So vieles spricht dafür und die Zeichen, die in diese Richtung weisen, sind nur noch schwer zu übersehen. Die Medizin ist einem Wandel unterworfen, der die Schwerpunkte unserer gesamten Heilkunst verlagern wird. Es wird bald nicht mehr nur darum gehen, kranke Menschen gesund werden zu lassen, sondern durch eine Änderung unserer gesamten Lebensweise Gesundheit zu erhalten und Krankheiten einzuschränken. Insofern wird sich unsere gesamte Gesellschaft verändern. Die Spitzentechnologie der modernen Medizin ist dabei, sich in Bereiche zu entwickeln, die man noch vor wenigen Jahren mit Science-Fiction in Verbindung gebracht hätte. Andererseits ist der Grenzbereich von Spiritualität und Bewusstsein in den Blickpunkt der Forschung geraten. Von hier aus öffnet sich ein Zugang zu den heilenden Kräften, die ein Kranker in sich selbst aktivieren kann.

Unsere konventionelle Medizin geht seit mindestens 300 Jahren von der Vermutung aus, dass die meisten Krankheiten auf Störungen eines Organs oder Organsystems oder auf von außen kommenden Infektionen oder Schädigungen beruhen. Dabei wird die spirituelle Ebene unserer Persönlichkeit genauso wie unser Charakter völlig außer Acht gelassen. Die alte Weisheit, dass in der Vergebung Heilung liege, hat aus dieser Sicht ebenso wenig Gültigkeit wie Dankbarkeit, Zufriedenheit und Bescheidenheit auf der positiven und Rücksichtslosigkeit, Ichsucht, das Ausleben von Begierden, aber auch ständiger, krankhafter Stress, Existenzangst und das Gefühl von Sinnlosigkeit auf der negativen Seite. Die negativen Faktoren verstellen uns den Blick für die höhere Ordnung und Sinnhaftigkeit unseres Lebens. Und damit wir unser Leben mit diesem schweren Gepäck überhaupt ertragen können, müssen wir uns nachhaltig betäuben, wofür uns alle Formen oberflächlicher Ablenkung und im schlimmeren Fall ein reichhaltiges Angebot an Antidepressiva und Beruhigungsmitteln zur Verfügung stehen. Dabei könnte uns eine halbstündige Besinnung, eine »stille Zeit« pro Tag im wörtlichen Sinne zur Besinnung bringen und Klarheit in uns schaffen.

Allmählich bekommt das Geistige in der Medizin eine neue und höhere Wertigkeit. Parallel zu den Hirn- und Bewusstseinsforschern haben sich auch andere Wissenschaftler (Energie- und Informationsmediziner, Physiker und Mathematiker) aufgemacht, um den Einfluss des Bewusstseins und der Spiritualität des Menschen (was ja ursprünglich nichts anderes heißt als seine Geistigkeit) auf das Geschehen von Krankheit und Heilung zu erkunden. Dieser Trend lässt sich sehr konkret bis in die frühen 1980er Jahre zurückverfolgen.

Die Forschungen beschreiben dabei einen weiten Bogen. Hier wird nach belastenden Faktoren gefragt, die dem Menschen nicht auf die Stirn geschrieben stehen. Hier geht es um Hoffnungen, Sehnsüchte und persönliche Bedürfnisse. Und schließlich um den Glauben des Menschen an das Übernatürliche, durchaus auch unabhängig von Konfession oder Glaubenssystem.

Zum Thema »Spiritualität und deren Einfluss auf Gesundheit, Krankheit und Heilung« gibt es Tausende von Forschungsberichten und unzählige Bücher. Gleichzeitig hat der Begriff Spiritualität eine umfassende Bedeutung bekommen, im angelsächsischen Raum noch mehr als im deutschsprachigen. In den Bereich des Spirituellen im weitesten Sinne gehört Meditation heute ebenso wie eine achtsame Haltung in der Therapie oder eine vegetarische Lebensweise. Spiritualität ist zu einer Woge angewachsen, von der die westliche Welt geradezu überschwemmt wird.

Am 9. Januar 2001 konnte man in der amerikanischen Zeitschrift *Medical Post* lesen, zu wenig Spiritualität fordere ebenso viele Menschenleben wie das Rauchen. Diese Einschätzung vertrat Harald G. Koenig, Autor des *Handbook of Religion and Health*. Er hatte 2005 das *Center for*

Spirituality, Theology, and Health an der Duke University, North Carolina, gegründet. Mit seinen Mitarbeitern präsentierte er etwa tausend klinische Studien und fasste die Ergebnisse auf folgende Weise zusammen: Spiritualität verlängert die Lebensdauer, reduziert das Risiko von Herz-Kreislauf-Erkrankungen, senkt den Blutdruck, fördert einen gesunden Lebensstil, hält vom Griff zu Zigarette und Whiskyflasche ab, erhöht das Wohlbefinden, bewahrt vor depressiven Verstimmungen, reduziert das Risiko von Aids und lässt den Menschen auch unter ärgstem Stress gelassen bleiben.

Nach Arndt Büssing, der an der Universität Witten/Herdecke ebenfalls über diese Themen forscht, erhoffen sich 43 Prozent der von ihm befragten chronisch Erkrankten vom Glauben eine Wiederherstellung ihrer körperlichen und geistigen Gesundheit.

Weitere amerikanische Forschungen haben ergeben, dass sich ältere Menschen mit religiösem Hintergrund schneller von Depressionen erholen, die bei ihnen ohnehin weniger schwer ausfallen, und dass sie generell zufriedener mit ihrem Leben sind. Körperliche Erkrankungen verlaufen bei ihnen weniger schwer, und ihr Immunsystem weist zudem bessere Werte auf.[8]

Aber nicht nur Spiritualität im Sinne von Glauben und Religiosität wirkt sich eindeutig positiv auf Krankheit und Heilung aus. Auch Formen der Zuwendung wie etwa das Gespräch mit dem Arzt und seine Anteilnahme spielen für den Patienten eine große Rolle. 1999 veröffentlichte ein großer Pharmakonzern eine Studie, nach der sich mehr als 90 Prozent aller befragten Patienten in Deutschland mehr Zeit für das Gespräch mit ihrem Arzt wünschen.[9]

Nach einer Umfrage, die im *British Medical Journal* veröffentlicht wurde, ergibt sich für die Bedürfnisse der Patienten folgendes Bild:

93 % der Patienten wünschen sich eine gute Kommunikation mit dem Arzt,
87 % eine fachkundige Gesundheitsförderung,
83 % ein partnerschaftliches Verhältnis zu ihrem Arzt,
63 % (etwa zwei Drittel) eine Untersuchung,
25 % ein Rezept (nur ein Viertel).[10]

In Deutschland erhalten 75 Prozent aller Arztbesucher ein Rezept. Die durchschnittliche Dauer eines Arztbesuchs beträgt acht Minuten. In dieser Zeit redet der Patient etwa drei Minuten und der Arzt fünf. Und nach durchschnittlich achtzehn Sekunden seiner Beschwerdeschilderung wird der Patient erstmals vom Arzt unterbrochen. Von guter und überlegter Gesprächsführung keine Spur – weder in der Ausbildung noch in der Praxis unserer Ärzte.

An diesen Fakten erkennen wir, dass wir keinem wirklichkeitsfernen Phantom nachjagen. Werfen wir dagegen einen Blick auf das Verständnis, das die alte fernöstliche Philosophie vom Menschen und seiner Umwelt hatte, so wird die Überzeugung deutlich, dass sich alles Leben (und Sterben) im Rahmen der Natur vollzieht. Sind die Einflüsse der Natur im Gleichgewicht, ist auch das Leben des Menschen im Gleichgewicht. Wird die Balance der polaren Kräfte gestört, drohen Krankheit und Zusammenbruch. In diesem Denksystem ist der Mensch ein kleines Universum, ein Mikrokosmos innerhalb der Natur, der den Gesetzen der großen Natur folgt und dessen Wesen zu gleichen Anteilen in der Erde und im Himmel wurzelt. Im Menschen manifestiert sich die Natur und damit ist er ein Teil von ihr. Und daraus ergeben sich die Aufgaben des Arztes: den Menschen zu pflegen, zu beraten, die natürlichen Ströme, welche seine Gesundheit erhalten, zu beobachten und ausgleichend zu wirken, wenn diese Kräfte aus dem Gleichgewicht geraten sind. Dies gilt für den Körper ebenso wie für die Seele und für alles, was sich aus dem Verflochtensein von beiden ergibt. So wird der chinesische Arzt bemüht sein, das Leben seiner Patienten zu kultivieren und es zwischen dem Naturhaften und dem Geistigen in Schwingung zu halten. Auf diesen Grundvorstellungen beruhen die wesentlichen Anschauungen der Traditionellen Chinesischen Medizin.

Auch in unserer westlichen Medizin sollte das rechte ärztliche Tun nicht nur Arbeit am Körper sein, sondern auch Arbeit an der Seele – nicht nur Körpersorge, sondern auch Seelsorge. Und daher sollten moderne Ärztinnen und Ärzte eben auch die innersten Anteile der Patienten – Bewusstsein und Spiritualität – zum Gegenstand ihrer Fürsorge und ihres ausgleichenden Wirkens machen.

Nun ist dies aber eine Gabe, die nicht wie Tau vom Himmel fällt. In Deutschland enthält die ärztliche Ausbildung so gut wie keine Unterweisung des Arztes über den Umgang mit der Spiritualität des Patienten. Als sich die Medizin im 18. Jahrhundert weitgehend von der Religion löste, setzten die Ärzte mehr und mehr auf Erfahrungswissen und die Ergebnisse der wissenschaftlichen Forschung. Und in neuester Zeit liegt die Hoffnungsvermittlung für Kranke fast ganz in den Händen der Klinikseelsorger und findet in den Krankenhauskapellen statt. Viele gläubige Ärzte und Pflegekräfte wissen davon, aber sie beziehen in ihrem Einflussbereich kaum eindeutig Stellung und lassen alles Himmlische ganz gern in entlegenen Nischen des modernen Klinikbetriebes ruhen. Damit wird eine große Chance vertan, auf die Heilung der Patienten Einfluss zu nehmen. Denn da der Arzt immer noch als Autorität angesehen wird, könnte er durchaus Hoffnung vermitteln, auch Hoffnung auf übernatürliche Hilfe.

Die akademische Welt tut sich schwer, den Bedarf der Menschen an Sinn im Leben, an Vergebung und Versöhnung, an Zuwendung und Innerlichkeit zur Kenntnis zu nehmen. Und auch wenn die moderne Psychotherapie den Menschen eine Hilfestellung bietet, über sich selbst nachzudenken und ihr Verhalten und ihre Einstellungen zu ändern, gibt es genügend Versuche, auch hier den medikamentenorientierten Weg der übrigen Schulmedizin zu gehen.

In den USA, einem kulturellen Schmelztiegel, wo Menschen aller Erdteile und Nationen, aller Kulturen und Religionen anzutreffen sind und wo die technologische Entwicklung ein sehr hohes Niveau erreicht hat, ist die Religion dabei, »sich einen Platz in der Welt der Arztpraxen und Kliniken zu erobern. ... Vielerorts entstehen ›*Healing Rooms*‹, in denen sich Kranke von Betern behandeln lassen.« 1992 boten zwei Prozent aller medizinischen Universitäten Kurse über Spiritualität an, 2004 waren es bereits 67 Prozent. An jeder zweiten Ausbildungsstätte in den USA gehört Spiritualität zum Pflichtprogramm angehender Mediziner. Wie auch in Kapitel eins erwähnt, betet jeder fünfte Arzt mit seinen Patienten.[11]

Der spirituelle Aufbruch, der im letzten Viertel des 20. Jahrhunderts begann und sich im 21. Jahrhundert mit aller Macht fortsetzt, könnte zur größten Erfolgsgeschichte in der Geschichte der modernen westlichen Medizin werden. Schon heute zeitigt er tief greifende und nachhaltige Erfolge und es ist anzunehmen, dass diese neu entdeckte Spirituali-tät nicht nur ein wenig geachtetes Randgebiet der heutigen Medizin bleibt, sondern sich zu einer machtvollen Strö-mung entwickelt, die alle reduktionistischen Bedenken hin-wegspült.

Die Ärzteakademie

»Gibt es ein Geheimnis zwischen uns?«
»Ja, das Heilen.«
»Was ist das Heilen?«
»Die Liebe.«
»Was ist die Liebe?«
»Gott.«

Wenn man vom Sinn des geistigen Heilens oder des Heilens aus der Kraft des Bewusstseins überzeugt ist, hat man meh-rere Möglichkeiten, eine Konsequenz daraus zu ziehen.

Man arbeitet weiter wie bisher und hegt irgendwo auf einem Abstellgleis seines Bewusstseins den Gedanken: Es gibt da eine Therapiemethode, die zwar etwas exotisch ist, aber dennoch als einigermaßen sinnvolle Ergänzung der Heil-Kunst zur Verfügung steht. Und dabei belässt man es dann.

Wenn man das Gefühl hat, dass man bisher eine wesent-liche Facette dessen außer Acht gelassen hat, was uns im Bemühen um das Wohl des Patienten zur Verfügung steht, fasst man den Entschluss, sich damit vertraut zu machen und sich der bisher nicht ausgeschöpften Möglichkeiten zur Behandlung seiner Patienten zu bedienen.

Im Studium der Humanmedizin an einer deutschen Uni-versität oder während der Weiterbildung zum Facharzt sind

kaum Freiräume für erfahrungsmedizinische, naturheilkundliche oder eben spirituelle, sich auf das Bewusstsein bezie-
hende Therapieformen vorgesehen. Im Vordergrund steht
die reine Wissenschaftslehre, auf der Diagnostik und Therapie für die hilfesuchenden Patienten aufbauen. Hat dieses
Grundprinzip der westlichen Medizin einen Anspruch auf
ausschließliche Gültigkeit?

Die Lehre unserer Medizin sagt von sich, sie sei wissenschaftlich. Wissenschaften behaupten von sich, sie seien
wertfrei, objektiv und werteten den untersuchten Gegenstand nicht.

Aber sie werten eben doch. Methoden des Heilens über
Bewusstsein und Spiritualität seien nicht wissenschaftlich,
sagt die Schulmedizin. Das ist nicht wissenschaftlich, sagen
ihre Vertreter. Und damit fällen sie das härteste Urteil, das
die Vertreter eines wissenschaftlichen Systems über eine außerhalb stehende Denk- und Handlungsweise treffen können. Wenn sie also werten, sind sie dann selbst wissenschaftlich? Nein! Sie widersprechen ihrem eigenen Anspruch
auf Wissenschaftlichkeit dadurch, dass sie werten.

Wissen ist Macht, das weiß auch die Schulmedizin. Und
so hat sie ihr Wissen im Laufe der Geschichte immer wieder
in Stein gemeißelt und als Buch- und Schulwissen ausgege-
ben. Das hat bis heute bewirkt, dass viel Gutes erhalten geblieben ist, aber auch, dass viel andersartiges Gutes vielen
kranken Menschen vorenthalten wurde. Ist der heutige Begriff von Wissenschaftlichkeit in der Medizin also korrekturbedürftig?

Ich möchte an das Erbe von Albert Einstein erinnern.
Niemand wird behaupten wollen, er sei ein unwissenschaft-
licher Mensch gewesen. Und doch hat er gesagt: »Wenn du
ein wirklicher Wissenschaftler werden willst, denke wenigs-

tens eine halbe Stunde am Tag das Gegenteil von dem, was deine Kollegen denken.«

»Wenn Wissenschaft Wissenschaft wird, ist nichts mehr dran«, sagte Johann Wolfgang von Goethe[12] und wollte damit das wissenschaftliche Establishment seiner Zeit provozieren. Er widmete sich gleichermaßen der Dichtkunst und seiner Arbeit als Wissenschaftler und Naturphilosoph.

»Als Hauptmerkmal der Wissenschaft wird eine von Wertungen, Gefühlen und äußeren Bestimmungsmomenten freie, auf Sachbezogenheit gründende Objektivität angesehen, welche neben dem methodischen Konsens die Verallgemeinerungsfähigkeit und allgemeine Nachprüfbarkeit wissenschaftlicher Aussagen begründet.«[13]

Wenn die Schulmedizin wissenschaftlich ist, muss auch sie sich an dieser Definition messen lassen. Was aber ist dann mit der höchst individuellen Innerlichkeit des Menschen, mit Lebenssinn und Lebensangst, was mit Todesangst, mit Liebe und Hass, mit Schuld und Vergebung, mit Einsamkeit und Verzweiflung?

Zugegeben, all das wird von der modernen Medizin kaum berücksichtigt, aber wie sollen wir einen praktizierbaren Zugang zur Innerlichkeit des Menschen finden? Und wie sollten wir das *im Sinne der Schulmedizin* anders schaffen als mit »evidenzbasierten« Therapiemethoden? Evidenzbasiert ist nämlich ein Gütesiegel, das einer Therapiemethode jede Tür öffnet. Es ist das Zauberwort schlechthin. Und was bedeutet es? Zunächst einmal: Evidenzbasiert heißt »nachweisbezogen«.

Definiert wird Evidenzbasierte Medizin (EbM) ursprünglich als der bewusste, ausdrückliche und wohlüberlegte Gebrauch der jeweils besten Informationen für Entscheidungen in der Versorgung eines individuellen Patienten

(Sackett, DL, Rosenberg, WMC, Gray, JAM, Haynes, RB). EbM beruht demnach auf dem jeweiligen aktuellen Stand der klinischen Medizin auf der Grundlage klinischer Studien und medizinischer Veröffentlichungen, die einen Sachverhalt erhärten oder widerlegen – die sogenannte externe Evidenz.[14]

Nach dieser Definition bezieht sich die evidenzbasierte Medizin auf den »individuellen« Patienten. Aber ist das mit der Individualität des Menschen für die Verwertbarkeit des statistischen Materials nicht umso zweifelhafter, je größer die Anzahl der in die Statistik eingehenden Individuen ist? Und nützt uns die Evidenzbasierung überhaupt etwas, wenn es um Gefühle, die Kraft des Glaubens und die individuellen Selbstheilungskräfte geht?

Evidenzbasierung als Bezogensein auf Nachweisbarkeit schafft ihren eigenen Bezugsbereich. Für die Schulmedizin als weitestgehend materie- und pharmaziebezogene Medizin ist dieser Bezugsbereich klar festgelegt. Der ganze emotionale und spirituelle Bereich des Patienten (im weitesten Sinne) und die Fähigkeit des Therapeuten, ihm gegenüber Mitgefühl zu empfinden, gehören nicht dazu. Und deshalb können Heilen über das Bewusstsein, auch geistiges Heilen genannt, und evidenzbasierte Medizin nicht zusammenkommen, es sei denn, die Schulmedizin entdeckt die Ganzheitlichkeit des Patienten endlich für sich.

Im Mai 2007 haben Teresa Schuhl und ich die *Ärzteakademie für geistiges Heilen* gegründet. In dieser Akademie vermitteln wir die Grundlagen dieses Heilsystems an bisher überwiegend oder ausschließlich »schulmedizinisch« arbeitende Ärzte aller Fachrichtungen sowie an Psychotherapeuten. Wir führen sie an die Prinzipien des umfassenden

Heilens mit den Kräften des Bewusstseins heran und berücksichtigen dabei auch all die Ebenen, die uns in unserer reduktionistischen Medizin abhanden gekommen sind. Es sind die innersten Schichten des Individuums, von denen aus es dem Patienten möglich wird, seine Selbstheilungskräfte zu aktivieren.

Wir wissen heute soviel über geistiges Heilen, können auf soviel mit naturwissenschaftlichen Methoden Nachgewiesenes zurückgreifen und haben soviel praktische Erfahrung damit gemacht, dass geistiges Heilen längst nicht mehr mit versponnener und falsch verstandener Esoterik in Verbindung gebracht wird. In den USA erobert es, wie wir gehört haben, die Kliniken und Arztpraxen, und in England ist geistiges Heilen schon seit den 1970er-Jahren offiziell als seriöser Pfeiler der Patientenversorgung anerkannt. Auch in vielen anderen europäischen und nichteuropäischen Ländern genießt es in der Öffentlichkeit und vor allem auch in der medizinischen Öffentlichkeit beachtliches Ansehen. Und wie sieht es mit der Akzeptanz bei den Verbrauchern aus, bei den Patienten? Die Patienten, auch die deutschen, haben längst »mit den Füßen« abgestimmt. Sie wollen keine »Wunderheiler«. Sie wollen seriöse Ärzte und Ärztinnen und andere Therapeuten, von denen sie sich eine Stärkung ihrer Selbstheilungskräfte, Trost, Verständnis und Zuwendung erhoffen. Um dies zu vermitteln und die entsprechenden Fähigkeiten zu wecken, halten wir unsere Seminare.

Wir werden immer wieder gefragt, warum wir schwerpunktmäßig Ärzte ausbilden und nicht auch Heilpraktiker und Physiotherapeuten, Krankenschwestern und Pfleger, Logopäden und Ergotherapeuten und andere, also einfach alle Angehörigen der heilenden und pflegenden Berufe.

Dafür gibt es mehrere Gründe. Wir sind durchaus nicht der Meinung, dass energetisches oder geistiges oder spirituelles Heilen ausschließlich von Ärzten oder Psychotherapeuten ausgeübt werden sollte. Wir wissen von begabten Heilern, die keine medizinische Ausbildung haben. Wir aber wenden uns an die Ärzte in dem Bestreben, dem Heilen auch in Deutschland wieder die ihm gebührende Achtung und Wertschätzung zu verschaffen, und wenn die Idee vom hohen Wert des Heilens irgendwann von möglichst vielen Ärzten vertreten wird, haben wir unser Ziel erreicht. Tatsache ist, dass Ärzte von der zentralen Grundidee ihres Berufes her Heiler und Helfer im besten Sinne des Wortes sein sollten. Auch sind sie von ihrem Fachwissen her in der Lage, ihre Patienten aus einem breiten Blickwinkel heraus zu beraten und ihnen sowohl persönliche als auch fachliche Horizonte für die Bewältigung von Krankheit und Leid zu eröffnen. Auf die Fähigkeit, fremdes Leid und die daraus sich ergebende Notwendigkeit der Unterstützung und Zuwendung zu erkennen, können natürlich nicht nur Ärzte Anspruch erheben. Daher nehmen wir auch hier und da nichtärztliche Therapeuten in unsere Seminare auf. Andererseits werden heutzutage so viele verschiedene Seminare angeboten, dass wir nicht das Gefühl haben, durch unsere weitgehende Beschränkung auf die Ärzte irgendjemanden außen vor zu lassen.

Ich selbst habe das geistige Heilen als Patient kennengelernt. Der Erfolg der Behandlung beeindruckte mich nachhaltig, und ich fragte den Heiler, ob er mich die Kunst des Heilens lehren könne. Diese Frage stellte ich etwa 23 Jahre nach meiner Approbation als Arzt. Ob ich denn glaube, dass es sich da um so etwas wie einen Kochkurs handle, fragte mich der Heiler. Ich wusste, was er meinte. Er hätte auch fragen können, ob ich seine Fähigkeiten für so gering achte, dass ich nun glaubte, er könnte sie einfach an mich weitergeben. Ich hatte während seiner Behandlung Riten und Symbole kennengelernt. »Wozu dienen sie?«, hatte ich mich gefragt. Eigentlich glaubte ich nicht, dass man nur diese Symbole kennen müsse, um die heilende Energie anwenden zu können. Je intensiver ich in den folgenden Jahren suchte, desto mehr eröffnete sich mir eine Antwort.

Zu erkennen, dass es bei der Krankheit eben nicht nur um eine körperliche Entgleisung geht – eine Vermutung, die mir als langjährigem Schulmediziner nahe lag – genügt nicht. Es gilt auch und vor allem zu sehen, dass es hier um die Ebene des Bewusstseins geht und dass diese Ebene, die wir auch als energetische Ebene bezeichnen können, noch viel bestimmender und einflussreicher ist als die körperliche. Diese Erkenntnis allein befähigt uns aber noch nicht, andere zu heilen.

Wir mögen die Verbindung zwischen Körper und Bewusstsein ein Stück weit verstehen, aber dazwischen liegt eine Ebene, die wir offenbar nicht erforschen, sondern nur erfahren können. Haben wir uns aber dafür geöffnet und sie erfahren, dann steht uns jener Weg in den Bereich von Krankheit und Heilung offen, nach dem schon viele Ärzte und Heilkundige zu allen Zeiten und in allen Kulturen gesucht haben. Wir müssen zu etwas vordringen, was sich den Blicken der Forscher entzieht und was uns die ägyptischen Priester-Ärzte vorgelebt haben, nachdem sie die Grenzen der alltäglichen Dimensionen ihres Wissens und ihres Bewusstseins überschritten hatten (vgl. Seite 38ff.). Vielleicht brauchen auch wir Erlebnisse wie das Durchlaufen bestimmter Wandlungsprozesse, die unsere Vorstellungen von den Wertigkeiten in unserem Leben grundlegend verändern.

Und sicherlich müssen auch wir Lebensphasen meistern, die so schwer sind, dass wir sie nur überleben, wenn wir uns unserer eigenen Dunkelheit, unseren Schmerzen, unseren Verirrungen, unseren Halbheiten und unseren Abhängigkeiten stellen. Wenn wir hingegen versuchen, vor ihnen davonzulaufen, werden sie uns einholen und vernichten.

Auf dieser Wanderung durch die Dunkelheit müssen wir uns auf unsere innere Stimme verlassen, auf unsere innere Landkarte, auf den Hüter unserer inneren Schwelle. Er tritt erst auf den Plan, wenn wir ihn, wohl meist unbewusst, herbeirufen. Und wir alle kennen die häufigste Form seines Auftretens. Wir nennen sie die dunkle Nacht der Seele. Wenn uns eine solche Nacht umgibt, wenn wir sozusagen mitten drin stecken, dann wissen wir: Jenseits dieser Dunkelheit wartet ein anderes Leben auf uns, ein Leben in erster Linie aus geistigen Inhalten heraus. Und sind wir unserer innersten Stimme treu geblieben, wird es ein Leben sein, dessen Grundlage Liebe heißt: Liebe zu sich selbst, Nächstenliebe und Gottesliebe. Dann sind wir eingetaucht in eine »implizite Ordnung«, in der unser Innerstes verborgen liegt, und können von hier aus weitergehen auf die unendliche Ebene des liebenden, Leben spendenden und heilenden Allschöpfers. Auf diese innerste Ebene in uns selbst, in unseren impliziten, also verborgenen, eingehüllten Raum, können wir nur gelangen, wenn wir einen Schlüssel haben. Und dieser Schlüssel heißt Liebe.

Liebe ist die höchste aller Emotionen und liegt außerhalb aller Polaritäten, jenseits von Gut und Böse, Schwarz und Weiß, und so weiter. Sie ruht sozusagen im Auge des Hurrikans, wo das Tosen des Sturmes kaum noch zu hören ist. Als höchste aller Emotionen ist die Liebe auch höchste Energie – wenn Emotionen Energie sind, was nicht nur philosophische, sondern auch naturwissenschaftliche Betrachtungen nahe legen. Emotionen verstärken die Tendenz unserer Gedanken, sich in die sichtbare Wirklichkeit hinein zu verdichten, was folglich für die Liebe in höchstem Maße zutrifft. Und deshalb ist liebende Zuwendung die Kraft, die Gedanken und Materie beeinflussen und damit uns selbst, unsere Mitmenschen und die Welt heilen kann.

Demnach kann es kein wirkliches Heilen geben, das nicht als höchstes Element die Liebe einbezieht und mit ihr Gott, den Geist, den Allschöpfer. Die Botschaft lautet: Werde Liebe, dann bist du ein Funke des Göttlichen. Dann kannst du heilen. Dann fragst du dich nicht mehr, ob dir jemand sympathisch ist oder nicht. Dann bist du jenseits von Gut und Böse, von Richtig und Falsch, von Hell und Dunkel. Dann handelst du aus einem universalen Wissen heraus, jenseits aller Riten. Das ist es, was wir in unseren Seminaren zu vermitteln versuchen.

Wir lehren in unserer Akademie, ohne Riten und ohne Symbole zu arbeiten, und selbst Gebete werden nicht eigentlich als Riten, sondern nur zur Einstimmung auf unsere innersten Bezugsebenen und damit letztlich auf das Göttliche gebraucht. Natürlich könnten wir sagen, das Handauflegen sei für uns ein Symbol der Zuwendung, aber beim Arbeiten mit subtilen Energien hat es ja tatsächlich auch eine Bedeutung als Sende- und Empfangsinstrument energetischer Informationen. Wenn wir als Therapeuten mit feinstofflichen Energien arbeiten, sollten wir den Menschen, die uns um Hilfe bitten, keine Erklärung darüber schuldig bleiben, was wir tun, warum wir es tun und was sie selbst für ihre Heilung tun können. Denn wenn wir mit den intimsten Belangen anderer Menschen arbeiten, dürfen wir uns nicht hinter der Maske einer angeblichen Naturbegabung verstecken, sozusagen hinter einer Autorität, die nicht unserem eigenen Verdienst entspringt. Der Mantel des Geheimnisvollen dient auch hier allenfalls der Bemäntelung von Unwissen.

Das Geheimnis

Kommen wir noch einmal auf den kurzen Dialog von vorhin zurück.

»Gibt es ein Geheimnis zwischen uns?«

»Ja, das Heilen.«

»Was ist das Heilen?«

»Die Liebe.«

»Was ist die Liebe?«

»Gott.«

Es geht um die Liebe im Sinne von Zuwendung und Mitgefühl und es geht um die Anbindung an das Göttliche. Es geht um die Kraft zu heilen im umfassendsten Sinne des Wortes. Dieser kurze Dialog gibt nicht nur eine kurze und eingängige Beschreibung des Heilens, sondern drückt eigentlich auch alles aus, was im Laufe der Jahrtausende jemals über das Heilen zu sagen war.

Mit dem folgende Text wende ich mich direkt an die realen oder (noch) fiktiven Teilnehmer an unseren Seminaren, nämlich an die Ärzte und Therapeuten, die das, was wir bis jetzt dargelegt haben, an ihre Patienten weitergeben wollen.

Lasst euch nicht irritieren. Heilen wird nie eine evidenzbasierte Methode im oben definierten Sinne sein. Das Vordringen eines Heilers oder einer Heilerin in die tieferen

Schichten der eigenen Persönlichkeit und der Persönlichkeit des jeweiligen Patienten lässt sich nicht messen, genauso wenig wie der Effekt, der dadurch im Sinne des Heilwerdens erzielt wird. Dies kann nicht mit Statistiken erfasst werden. Lässt sich der Zauber der Liebe messen, die Zuwendung einer Mutter zu ihrem kranken Kind, der Strahl der Anteilnahme, der plötzlich mitten in die Dunkelheit von Verzweiflung und Einsamkeit fällt? Lässt sich in Zahlen fassen, wenn jemand andere Maßstäbe an sein Leben anlegt als bisher, wenn es ihm auf einmal nicht mehr um Zahlen und Statistiken geht?

Es gibt energetische Messverfahren für den Erfolg von Heilbehandlungen, zum Beispiel bei Krebspatienten. Die Verbesserung ihres Energiestatus nach der Behandlung kann nach streng wissenschaftlichen Kriterien ermittelt werden und zeigt sich oft in ganz unterschiedlichen, durchaus ermutigenden Energiemustern. Aber diese Messverfahren dienen nur denen, die nach Beweisen rufen und sich immer noch an die Güteklassen der konservativen Medizin klammern. Die unendlich viel wichtigere »innere« Wirkung der Behandlung lässt sich nicht messen, weder mit der Regulationsmessung noch mit der Korotkov-Kamera, mit denen wir den Energiestatus zu bestimmen vermögen. Die Maßstäbe, die wir uns jenseits von Erfolg und Karriere in unserem Leben setzen; den Mut, mit unserem Leid umzugehen oder es gar zu besiegen; den Frieden, den wir aus unserer eigenen Kraft schöpfen oder aus unserer Sicherheit, im Göttlichen geborgen zu sein; das Erkennen, dass es den roten Faden unseres Lebenssinns immer gegeben hat, auch wenn wir uns restlos verirrt haben und uns unser Leben gerade aus den Händen zu gleiten droht – welcher Forscher in welchem Labor der Welt sollte dafür eine Messmethode entwickeln können? Wer könnte messtechnisch erfassen, was passiert oder passiert ist, wenn wir mitten in der Nacht aufwachen mit der klaren Erkenntnis, dass es einen Weg aus der inneren Not gibt, aus der Furcht vor dem Verlust der Existenz, aus der Furcht vor der Armut, aus der Furcht, den liebsten Menschen zu verlieren? Angesichts all dessen wieder Boden unter den Füßen zu gewinnen, wieder an das Leben zu glauben, das ist Heilung, die sich nicht statistisch erfassen lässt, und deshalb kann Heilen auch nicht evidenzbasiert sein, und sein Erfolg wird sich nicht in Doppelblindstudien abgreifen lassen. Das wäre nichts weiter als ein Versuch, das Unwesentliche zu verbuchen. Denn Heilen ist heilig, das Heilige aber lässt sich nicht messen. Es lässt sich nur erfahren und schließlich weitergeben.

Rechnet nicht damit, dass ihr euer Anliegen, über das Bewusstsein zu heilen, jedem verständlich machen könnt. Es ist, als wolltet ihr versuchen, den Menschen, die nichts anderes kennen als die reduktionistische Biomedizin, eine psychisch-seelische Heilmethode verständlich zu machen, die sich auf den tiefsten und innersten Ebenen des Bewusstseins vollzieht. Aber umgekehrt ergibt sich ein Sinn: Die westliche Medizin muss sich damit abfinden, dass sie mit ihren Messmethoden und Beurteilungskriterien nicht an das schier unendliche Land im tiefsten Innern der Menschen herankommt. Energetische Therapiemethoden wie die Homöopathie haben lange um ihre Anerkennung gekämpft und bekommen sie nun immer mehr, weil sie darstellbar und nachvollziehbar energetisch-informatorisch arbeiten. Heilen über das Bewusstsein aber spielt sich auf einer tieferen, fast mystischen Ebene ab. Trotzdem brauchen wir nicht um seine Anerkennung zu kämpfen.

Die umfassende Ganzheit hat sich nämlich auf den Weg

zurück in das Reich der Schöpfung gemacht, aus dem die Menschen der Moderne sie zu vertreiben versucht haben – mit einer neuen Philosophie, mit der Trennung des Geistes von der Materie, mit dem Glauben an das Recht des Stärkeren, mit einem geradezu besinnungslosen Materialismus und schließlich mit einer absurden Gottlosigkeit. Trotz aller Möglichkeiten der Moderne, die durchaus auch ihre guten Seiten hat, ist es der Menschheit nicht gelungen, einen stabilen Weltfrieden zu schaffen. Der märchenhafte Reichtum einiger Nationen hat sich kaum auf den sozialen Frieden unter den Menschen ausgewirkt, und die Menschenrechte werden in vielen Ländern mit Füßen getreten. Die Sklaverei ist zwar längst abgeschafft, aber neue Formen schlimmster Ausbeutung von Schwachen und Unterprivilegierten werden mit größter Selbstverständlichkeit praktiziert und nicht einmal von einflussreichen staatlichen Organisationen verhindert. Und wie wir mit uns selbst umgehen, so gehen wir – obwohl wir Angehörige der Gattung *Homo sapiens* sind – auch mit der Erde um, unserem Heimatplaneten.

Wieso also seid Ihr enttäuscht darüber, dass diese Moderne und die Menschen, die sich der modernen Medizin verschrieben haben, das geistige Heilen gering schätzen? Eigentlich hätten die nämlich viel mehr Grund zu weinen angesichts der Grenzen der modernen Medizin, die es trotz riesiger Mittel und ständiger Gesundheitsreformen nicht schafft, die von Symptomen heimgesuchten Menschen zu heilen und die, was die Heilung der großen Krankheiten unserer Zeit betrifft, vieles offen lassen muss, zum Beispiel, warum die Chemotherapie bei so vielen Tumorpatienten erfolglos bleibt.

Ich habe immer gesagt, dass Ärzte von nichts sicherer existieren können als vom Vertrauen ihrer Patienten. Und für Heiler gilt das noch viel mehr. Alles andere wird die Zeit bringen – auch, und das brauchen wir kaum noch zu hinterfragen, einen gewaltigen Wandel unseres Bewusstseins. Dieser Wandel wird einem Evolutionsschritt gleichkommen, nicht nur für unsere westliche Medizin, sondern für die gesamte Menschheit.

Die Geburt einer neuen Zeit bringt die üblichen Geburtswehen mit sich, und wenn wir die globalen Probleme unserer hoch entwickelten Gesellschaftssysteme betrachten, stellt sich unsere Zeit tatsächlich als »schwere« Zeit dar. So vieles stößt an seine äußersten Grenzen, und wir fragen uns, wohin uns die verschiedenen Trends überhaupt noch führen können. Die Welt ist nicht mehr ins Gefüge der Natur und des Göttlichen eingebettet. Vielmehr hat sich der Mensch allein zum Maß aller Dinge erhoben. Unsere Kultur hat zahlreiche Götzenbilder errichtet. Globale Information, unbeschränkte individuelle Freiheit, unbegrenzter Reichtum, Jugendlichkeit, äußere Attraktivität und Erfolg, Konsum und Spaßgesellschaft sind nur einige wenige davon.

Aber wenn man genau hinschaut, verlieren all diese Werte nach und nach an Glanz und Anziehungskraft. Zwar wenden sich viele Menschen im Westen von den großen traditionellen Kirchen ab, aber gleichzeitig suchen sie so intensiv wie nie zuvor nach Spiritualität. Sie suchen nach Innerlichkeit und Geborgenheit, die sie in der Kälte unserer modernen Kultur nicht mehr finden.

Das können wir ja auch an unseren technisch-elektronischen Systemen feststellen: Das Denken in Messdaten und molekularen bis subatomaren Strukturen hat uns mit sich gerissen und lässt keinen Platz mehr für Intuition und Zuwendung, für Emotionen und Austausch auf der menschlichen Ebene. Überall, auch in Industrie und Forschung, in der Welt der Medien und der Verwaltung haben uns Computer viel eigene Gedankenarbeit abgenommen. Es gibt inzwischen sogar genetische Computer, die nach den Prinzipien der Darwin'schen Evolutionstheorie Tausende Programme miteinander vergleichen, nur die besten überleben lassen – und nach diesen Testverfahren neue Programme entwickeln. Patentinstitute können heute nicht mehr feststellen, ob ein eingereichter Patentantrag von einem genetischen Computer stammt oder von einem menschlichen Programmierer. Es gibt inzwischen auch Computer, die bei Schäden an ihrer Hardware selbstständig Reparaturen vornehmen – nach selbst entworfenen Programmen. Mit solchen Computern will man zum Beispiel den Mars erforschen. Sie arbeiten unabhängig von einer Bodenstation und sind konstruiert wie eine mexikanische Wüstenpflanze, die vom Wind vorwärtsgetrieben wird. Sie sind so hoch wie ein erwachsener Mann und bestehen aus einem kleinen zentralen Körper mit vielen langen, dünnen Beinen in der Art eines überdimensionalen Igels. So rollen sie vorwärts, ohne eigenen Antrieb, nur von den Marswinden angetrieben. Welchen Weg sie einschlagen, entscheiden sie selbst. Wann werden Computer unseren Verstand und unser Denken überflüssig gemacht haben? Bewegen wir uns auf einen Punkt zu, an dem es passieren könnte, dass unser Geist entthront wird und nur noch die Formen übrig bleiben?

Viele Abläufe unseres »postmodernen« Lebens tragen nicht mehr. Wir sind trotz aller Fortschritte nicht in adäquatem Ausmaß gesünder geworden. Die gestiegene Lebenserwartung kommt rein statistisch zu einem Großteil dadurch zustande, dass die Säuglingssterblichkeit durch hygienische Maßnahmen auf breiter Ebene wesentlich abgenommen hat. Aber gerade die vielen alten Menschen in unserer Gesellschaft stellen für die Gemeinschaft der Versicherten eine riesige finanzielle Belastung dar.

Wir befinden uns in einer gewaltigen, weltumspannenden Krise. Und nach allem, was uns die Analyse der menschlichen Geschichte lehrt, deutet die allmähliche Auflösung bestehender Bewusstseinsstrukturen immer auf das Heraufziehen eines neuen Bewusstseins hin.

So müsst auch ihr als Ärzte und Therapeuten jedweder Richtung gerade im Hinblick auf eure neue, zusätzliche Aufgabe, einem Menschen durch Beeinflussung seines Bewusstseins zu helfen, alte Klischees von Gesundheit und Krankheit überdenken. Und eure neuen Erkenntnisse solltet ihr in eure Arbeit des Heilens einbringen.

Was ist denn Gesundheit? Das für viele gängige Verständnis läuft auf ein Freisein von Symptomen hinaus. Wir wissen aber, dass es damit nicht getan ist. Symptome machen uns auf unsere Krankheit aufmerksam, aber sie sind nicht unsere Krankheit. Bei akuten Erkrankungen ist oft sofortiges Eingreifen erforderlich, und zwar mit jeder Art von Notfallmedizin. Ich spreche hier von chronischen körperlichen und seelischen Krankheiten, deren auslösende Ursache wir in der Umgebung des Patienten suchen müssen, in seinen persönlichen Beziehungen und seinem beruflichen Umfeld, in seinen Sorgen und seiner Angst vor der Zukunft. Und der Patient wird davon zu sprechen beginnen, wenn wir ihm den Eindruck vermitteln, dass wir zuhören und ihm persönliches Interesse entgegenbringen.

Zunächst wird er von seiner körperlichen Krankheit sprechen. Überlegt, warum er zu euch als Heiler kommt und es nicht mit einem weiteren Arztbesuch versucht. Die Medizin hat ihm eine Diagnose genannt: Brustkrebs, Diabetes, feuchte Netzhautdegeneration, Prostatakrebs, was auch immer. Oder eine Lieblingsdiagnose für gestresste Menschen: Burn-out. Der Patient sagt also: »Ich habe Brustkrebs, ich habe Prostatakrebs, bei mir wurde Diabetes festgestellt, ich habe eine Depression.« Es fühlt sich an, als habe man ihm ein Schild um den Hals gehängt, auf dem seine Diagnose geschrieben steht. Von da an »ist« dieser Patient seine Depression, sein Karzinom, sein Burn-out. Er identifiziert sich mit der Diagnose – und weiß meist aus dem Internet, was ihm bevorsteht.

Aber bitte fragt ihn einfach: »Wenn Sie einmal von Ihrer akuten Krankheit absehen, was bedrückt Sie? Was macht Sie traurig? Was werfen Sie sich vor? Worunter leiden Sie? Wer hat Ihnen Schmerz zugefügt? Ihr Chef, Ihr Partner, Ihr Vater ganz früher? Wie ist das Verhältnis zu Ihren Kindern?«

Meist braucht ihr nicht lange zu warten, bis der Patient bereit ist, sein Herz auszuschütten. Er wurde nach etwas gefragt, was er glaubte, für sich behalten zu müssen, weil ihn noch nie jemand danach gefragt hat, manchmal sein ganzes Leben lang nicht. Oder er hat kein Verständnis gefunden, wenn er sich jemandem anvertrauen wollte, wenn er den inneren Schmerz nicht mehr aushielt.

Sprecht mit dem Menschen, der vor euch sitzt, über sein inneres Leid. Er will keine Prognose, er will Verständnis, Mitgefühl. Die Statistiken, die Auskunft über die Rolle von Verständnis und Mitgefühl in westlichen Kliniken und Praxen geben, zeichnen ein katastrophales Bild, sowohl in quantitativer als auch in qualitativer Hinsicht. Descartes irrte sich gründlich mit seiner Auffassung, der kranke Körper gleiche einem gestörten Uhrwerk. Er hat den Besitzer der Uhr außer Acht gelassen, der bis in jede Faser seines Bewusstseins mit jedem einzelnen Rädchen im Uhrwerk verbunden ist.

Wenn sich euer Patient seine schlimmsten Sorgen und Ängste und sein inneres Leid von der Seele geredet hat, könnt ihr ihm eure Hände auflegen. Berührt zu werden ist anrührend. Es macht betroffen. Es sagt dem anderen: »Ich möchte dir helfen. Ich fühle deine Angst, ich spüre deinen Schmerz. Lass uns sehen, was wir gemeinsam tun können.« Und während sich der Patient entspannt und die Augen schließt, sprecht ihr halblaut ein Gebet. Nicht irgendein formelhaftes, sondern ein einfaches, persönliches, das euch gerade in den Sinn kommt. Gute Gebete strahlen Kraft aus und übermitteln eine Botschaft. Sie werden mehr gespürt als gehört. Der Patient muss spüren, dass er aufgehoben ist, nicht nur bei euch, sondern auch im Göttlichen. Dann wird er ruhig. Die Wertigkeit dessen, was ihn bewegt, beginnt sich zu verlagern. Ein Strahl dringt in sein Herz, wärmend und lösend. Nicht selten löst sich schon in diesen ersten Minuten die Angst, die seit Beginn einer Krankheit da ist, manchmal aber auch der Schmerz eines ganzen Lebens.

Oft macht sich das Bewusstsein des Patienten nun zu einer weiten Reise in sein Inneres auf. Und wir wissen, dass der Weg in den Mikrokosmos unseres Inneren der Eintritt in jede Art von Unendlichkeit ist. Wenn der Patient nach etwa einer Stunde von dieser Reise zurückkommt, sieht er nicht nur seine Krankheit, sondern oft auch sein ganzes Leben mit anderen Augen. Es ist, als sei er in seine persönliche umfassende Ganzheit eingetaucht und trüge die segensreiche Erfahrung dieser Begegnung von nun an in seinem Herzen. Er wird euch nicht fragen, was ihr gesehen habt, sondern eher über das sprechen, was er gesehen hat.

Würdet ihr ihm jetzt sagen, dass er soeben seine Selbstheilungskräfte aktiviert hat, würde er euch wohl recht verständnislos anschauen. Aber ihr werdet sehen: Er fühlt sich seiner Krankheit, seiner Angst ohnehin nicht mehr so ausgeliefert wie zuvor. Klärt ihn darüber auf, dass er mit seiner Art und Weise, seine Krankheit zu sehen, sehr viel zu ihrem guten Verlauf beitragen kann und dass die Krankheit ja nicht sein Feind ist, sondern immer auch eine Botschaft enthält. Krankheit ist eine Aufforderung an uns, etwas an unserem Verhalten zu ändern, uns von krankmachendem Stress und persönlichen Verstrickungen zu befreien, alte Schatten aufzuarbeiten und zu vergeben – uns selbst und anderen, denn Vergebung bedeutet Heilung. Der Patient sollte erfahren, dass Krankheit uns manchmal darauf hinweist, dass in unserem Leben eine Veränderung ansteht, dass es Zeit ist, den Sinn unseres Lebens neu zu erkennen und uns von lang gehegten, aber unerfüllt gebliebenen Träumen zu befreien. Und bringt ihm nahe, dass seine Krankheit vielleicht nicht das ist, was auf dem Schild steht, welches man ihm da angeheftet hat, sondern ein Zustand, mit dem man sich – manchmal – abfinden sollte. Und bitte sagt ihm, wenn er auf die Achtzig zugeht, dass Schmerzen im Rücken keine Krankheit sind, sondern eine Begleiterscheinung seines Älterwerdens. Und wenn ein 50-Jähriger klagt, dass er seine zehn Kilometer Joggingstrecke nicht mehr schafft, dann fragt ihn, ob er es nicht mal mit fünf Kilometern versuchen will – und die kürzere Strecke dann glücklich läuft. Redet euren Patienten nachdrücklich die überzogenen Ansprüche aus, die sie selbst an ihr Leben, an sich, an ihre Familie und an ihre Gesundheit stellen. Fragt sie, ob ihnen eine gute Fee an der Wiege von einem guten und schönen Leben gesungen hat und ob ihnen nicht spontan Menschen einfallen, denen es schlechter geht als ihnen, viel schlechter. Menschen, die eben nicht Haus und Boot und Frau und Konto und Karriere und Pfandbriefe vorweisen können.

Als Heilerinnen und Heiler müssen wir unsere Patienten wieder damit vertraut machen, dass ihr Lebensstandard nicht ihr wirkliches Glück ausmacht. Gerade in der heutigen Zeit braucht man nicht lange zu suchen um zu erleben, wie leicht sich gesicherte Verhältnisse in nichts auflösen. Was dann noch zählt, sind die guten menschlichen Tugenden: Treue, Dankbarkeit, Geborgenheit irgendwo im Leben, Vertrauen und persönliche Bescheidenheit.

Schließlich werden auch Patienten zu euch kommen, die nur noch verzweifelt sind und mit denen der Onkologe von ihrem baldigen Ende gesprochen hat – wie von dem schlechten Laborbefund, den er vor sich liegen hat. »Ein Vierteljahr gebe ich Ihnen noch, allenfalls«, hat er etwa in dem Ton gesagt, in dem er sagen würde: »Spätestens heute Nacht gibt es ein Gewitter – bei dieser Schwüle der letzten Tage.« Damit legt dieser Arzt fest: »Du hast noch drei Monate zu leben, höchstens.« Diese Vorhersage hängt nun im Bewusstsein des Patienten, und wenn nicht der Himmel eingreift, wird er in spätestens drei Monaten tot sein, spätestens. Manchmal bekommt er auch ein Prädikatsurteil mit auf den Weg: »Sie sind austherapiert. Feiern Sie noch einmal Weihnachten mit Ihrer Familie, und dann wird es bald soweit sein.«

Wisst ihr, was das eigentlich Unmenschliche an dieser Mitteilung ist? Dass der Patient jetzt ohne einen Funken Hoffnung dasteht, allein mit seiner Krankheit. Und dass er sich sogar noch schlecht vorkommt, weil er mit dieser furchtbaren Diagnose soviel Leid über seine Familie bringt. Er wird an dieser Schuld tragen, bis das erlösende Licht des Todes die Dunkelheit in seinem Herzen in das strahlende Erkennen der Bedingtheit seines irdischen Lebens verwandelt und er aus der Identifizierung mit seiner Krankheit heraustreten kann. Doch vergesst nie: Der Patient kommt nicht zu euch, weil er vielleicht noch eine Geheimwaffe gegen seinen bevorstehenden Tod bei euch vermutet und euch in die Rolle des Wundertäters drängt. Nein, ich habe immer wieder erfahren, dass er oder sie durch irgendeine Verquickung von Information und »Zufall« zu uns geführt wurde – nicht zufällig, sondern sehr gezielt. Und dann seid ihr als Heiler gefordert. Stellt euch zur Verfügung. Dann werden eure Hände und euer Herz von Gott geführt werden.

Es gibt immer wieder Patienten, die auf wirklich wundersame Weise geheilt werden, selbst aus dem nach menschlichem Ermessen schlimmsten Zustand heraus. Erst danach sind sie im eigentlichen Sinne des Wortes »austherapiert«. Oder es gelingt, die vom behandelnden Arzt gesetzte letzte Lebensspanne erheblich zu verlängern, manchmal auf drei Jahre statt der eingeräumten drei Monate. Denkt immer daran, dass ihr mit der Hoffnung, lieber sage ich: mit der Gewissheit arbeiten müsst, dass euer Glaube den vor euch liegenden Berg versetzt. Ihr seid in dieser Phase der wichtigste Mensch für den Todkranken. Ihr seid buchstäblich sein Hoffnungsträger. Vertraut einfach darauf, dass alles, was jetzt geschieht, für den Mann oder die Frau auf eurer Liege das Beste ist, denn jenseits aller von fachlich kompetenten Ärzten prognostizierten Ausweglosigkeit spricht Gott das letzte Wort – wie auch immer ihr ihn nennen mögt. Und ihr ganz persönlich seid in diesem Augenblick die Wegbereiter der zurückkehrenden, umfassenden Ganzheit. Ihr ganz allein bindet den Patienten ein in die große kosmische Ordnung seines Lebens, wobei es keine Rolle spielt, ob dieses Leben nun zu Ende geht oder nicht.

Lasst mich an dieser Stelle darauf aufmerksam machen, dass wir den Untersuchungen des Biophysikers Fritz Albert

Popp den Hinweis verdanken, dass die Hände von Heilern vermehrt Photonen abstrahlen. Andere Wissenschaftler haben um den Heiler herum stärkere energetische Felder gemessen, die ihn mit dem Patienten verbinden. Vieles deutet darauf hin, dass sich zwischen Patient und Heiler ein solches Feld aufbaut. Energetische Felder und Photonen gegen den Tod? Diese Frage lese ich in euren Gesichtern. Aber vergesst nicht: Die Universen bestehen aus Photonen und unsere DNS-Moleküle senden Photonen aus, um uns mit dem Hyperraum zu verbinden. Und der Hyperraum ist der Geburtsort der Wirklichkeit.

Die wenigsten Heiler wissen über diese Dinge Bescheid, und ich kann euch sagen: Heilen funktioniert, weiß Gott, auch ohne dass man eine Ahnung von seinen Hintergründen hat. Unsere Emotionen sind die Sprache, die das Universum, das alles verbindende Energiefeld und die höchste Schöpfungsebene verstehen. Und da wir wissen, dass die höchste aller Emotionen die Liebe ist, unser Mitgefühl und unser Glaube an Gottes Hilfe, was fehlt uns dann noch? Unsere Gefühle sprechen die Sprache des Universums. Und mit dieser wundervoll in Quanten codierbaren Sprache der liebenden Zuwendung ist vieles möglich, was wir uns nicht einmal vorstellen können ...

Nun, wir kennen den Zeitplan unseres Lebens nicht. Dass auch der oben zitierte Onkologe ihn nicht kennt, ist klar, auch wenn er sich so äußert, als wisse er alles. Wir selbst kennen den Plan auch nicht. Nur Gott, der uns erschaffen hat, kennt ihn. Jedenfalls ist das meine Wahrheit. Und manchmal ist all unser Bemühen umsonst. Dann stellt sich uns eine andere Aufgabe, die nicht einfacher ist, als aus tiefstem Herzen um das Leben des Patienten zu bitten: Wir müssen ihn mit dem nahenden Ende seines Lebens versöhnen.

Sprecht mit einem sterbenden Patienten über das, was er in seinem Leben vollbracht hat. Sagt ihm, dass es im Universum keine persönliche Schuld gibt, die nicht vergeben wird. Und dass nirgendwo festgeschrieben ist, dass jedes Leben 50 oder mehr Jahre braucht, um sich zu vollenden und die Aufgabe zu erfüllen, deretwegen es begonnen hat. Und vor allem, dass höhere Mächte für die Liebsten sorgen, die wir zurücklassen müssen, Mächte, die viel höher sind als wir Menschen.

Wir haben schon häufiger Briefe von Hinterbliebenen bekommen, wenn ihre Väter, ihre Mütter, ihre Ehefrauen schließlich gestorben waren, nachdem sie in ihren letzten Lebenswochen einmal oder auch mehrmals bei uns in Behandlung waren. Sie schrieben, um uns zu sagen, wie gut ihren Angehörigen die Besuche bei uns getan hätten, wie ihre Panik und ihre Angst vor dem Tod sich dadurch gelegt hätten und mit wie viel Ruhe sie schließlich eingeschlafen seien. Auch dazu kann unsere geistige Heilarbeit beitragen. Dann entspricht sie zwar immer noch nicht den Kriterien einer evidenzbasierten Medizin, wohl aber unserem Auftrag, uns für die Menschlichkeit einzusetzen – auch ohne Messungen und Statistiken.

Wie auch immer wir diese Arbeit sehen, es geht dabei um die Verringerung von Schmerz und Leid. Diese Arbeit kann zu einem Prozess der Umwandlung und der Selbsterlösung führen, bei uns und bei unseren Patienten, zur Erlösung von Ich-Strukturen und gleichsam zur Transzendenz unseres Wesens, zu einer neuen Perspektive im Verständnis unseres Lebenssinnes. So kann sich nach vielem Suchen ein neuer Gleichgewichtszustand ergeben, und wir erkennen: Unsere Suche war kein Umweg. Unsere Suche hat uns einen neuen Weg gezeigt. Denn im Sinne des Physikers Robert

Jahn (Initiator der PEAR- Studien, siehe Seite 121ff.) können wir sagen: Wenn wir uns selbst lieben, können wir uns selbst heilen. Wenn wir die Welt lieben, können wir die Welt heilen. Denn »Liebe ist die neue Währung im Universum«.

Wir stehen an der Schwelle zu einer neuen Epoche, und deshalb sollten wir, die Vertreter der heilenden Berufe, uns dafür verantwortlich fühlen, dass die Spuren dieses neuen Bewusstseins auf unserem Planeten sichtbar werden. Denn uns geht es doch von unserem Beruf und unserer Bestimmung her primär um den heilen Menschen, ganz gleich, in welchem heilenden Beruf wir arbeiten. Die westliche Zivilisation kann nicht mehr übersehen, dass die Spiritualität zurückkehrt und mit ihr die umfassende Ganzheit, das große Nest des Seins aus Körper, Geist, Seele und GEIST (Ken Wilber), und dass diese umfassende Ganzheit wieder gesehen und richtig gedeutet wird. Die Auflösung vieler in den letzten Jahrhunderten herrschender Strukturen ist in vollem Gange. Der Kreisel dreht sich immer schneller – und vieles, was einst fest im abendländischen Wertesystem verankert war, wird von der Fliehkraft des Kreisels nach außen geschleudert und driftet in den unendlichen Weiten unseres Geistes davon.

Daraus ergibt sich eine enorme Verpflichtung für alle Menschen, die angetreten sind, um in ihrem Einflussbereich zu Heilung und Frieden beizutragen. Wir müssen uns der Erde und ihrer Bewohner annehmen, zuwendend und helfend, tatkräftig und behutsam, zielstrebig und hoffnungsvoll. Wir müssen Gesundheit und Krankheit, Leben und Vergehen, Glück und Leid, Jubel und Schmerz, Glauben und Wissen, Mystisches und Rationales als ein ständiges Fließen betrachten, als dynamische Aktivität und kraftvolles Verharren. Wir müssen die Grenzen öffnen, mit denen wir uns selbst vom Rest der Schöpfung ausgeschlossen haben. Wir müssen vergebend auf unsere Mitbewohner der Erde zugehen und gleichzeitig den Mut aufbringen, ihnen ihr Fehlverhalten bewusst zu machen. Wir müssen schließlich erkennen, dass sich die umfassende Ganzheit ohne ständiges gegenseitiges Geben und Nehmen in unserem Leben nicht verwirklichen wird und dass wir in diesem dynamischen System uns selbst und alle anderen ausbeuten, wenn wir den lebenden Planeten Erde ausbeuten.

Die grenzenlose Ganzheit als dynamisches System, das Körper, Geist, Seele und göttlichen Urgrund, den Allschöpfer und all seine Geschöpfe umfasst, kehrt ins Bewusstsein der Menschen zurück. Wenn wir uns für diesen Prozess offen halten, werden wir teilhaben an der strahlenden Weite einer neuen Welt.

ANMERKUNGEN UND LITERATUR

Kapitel 1

1 Dieter Broers: *(R)Evolution 2012. Warum die Menschheit vor einem Evolutionssprung steht,* Scorpio, München 2009

2 Ken Wilber spricht von Body-Mind-Soul-Spirit

3 Medard Kehl: *Und Gott sah, dass es gut war. Eine Theologie der Schöpfung,* Herder, Freiburg 2006

4/5 Weihnachtsliturgie

6 zitiert nach Medard Kehl: *Und Gott sah, dass es gut war. Eine Theologie der Schöpfung,* Herder, Freiburg 2006, Seite 324–326

7 Hans-Dieter Mutschler

8 Michael Ende: *Die unendliche Geschichte,* Thienemann, Stuttgart, 1979 (22. Auflage)

9 http://www.esa.int/esaCP/SEM69L0YDUF_Austria_2.html

10 Vgl. Matthew Fox und Rupert Sheldrake: Engel. *Die kosmische Intelligenz,* Kösel, München 2005

11 Hans-Dieter Leuenberger: *Die sieben Säulen der Esoterik. Grundwissen für Suchende,* Hermann Bauer, Freiburg 1989, Seite 35

12 Hans-Dieter Leuenberger: *Die sieben Säulen der Esoterik. Grundwissen für Suchende,* Hermann Bauer, Freiburg 1989, Seite 38

13 Alle Zitate aus Hippokrates: *Ausgewählte Schriften,* Reclam, Stuttgart 1994, Seite 164 f.

14 Hippokrates: *Ausgewählte Schriften,* Reclam, Stuttgart 1994, Seite 280 f.

15 Anni Berner-Hürbin: *Hippokrates und die Heilenergie,* Schwabe & Co. AG, Basel, 1997

16 Hippokrates: *Ausgewählte Schriften,* Reclam, Stuttgart 1994, Seite 8

17 Vgl. Anni Berner-Hürbin: *Hippokrates und die Heilenergie,* Schwabe & Co. AG, Basel, 1997

18 Vgl. http://de.wikipedia.org/wiki/Paracelsus sowie http://www.natura-naturans.de/artikel/entien.htm

19 http://de.wikipedia.org/wiki/Paracelsus

Kapitel 2

1 http://www.admin.ch/ch/d/sr/i8/0.810.1.de.pdf

2 http://www.euro.who.int/AboutWHO/Policy/ 20010827_2?language=German

3 Fritjof Capra: *Wendezeit. Bausteine für ein neues Weltbild,* Knaur, München 1999, Seite 56

4 Fritjof Capra: Wendezeit. *Bausteine für ein neues Weltbild,* Knaur, München 1999, Seite 61

5 Ken Wilber: *Integrale Psychologie,* Arbor, Freiburg 2001

Kapitel 3

1 Jörg Zink: *Gotteswahrnehmung. Wege religiöser Erfahrung,* Gütersloher Verlagshaus, Gütersloh 2009, Seite 278

2 Vgl. Zink ebd.

3 in Anlehnung an Willigis Jäger: *Suche nach dem Sinn des Lebens,* Via Nova, Petersberg 1996 (3. Auflage), Seite 38

4 Medard Kehl: Hinführung zum Glauben, Topos, Kevelaer, 2009, Seite 78

5 Rupert Sheldrake: *Das schöpferische Universum,* Goldmann, München 1995, Vorwort

6 Vgl. Lynn McTaggart: *Das Nullpunktfeld,* Goldmann, München 2007, Seite 83

7 Ulrich Warnke: *Gehirn-Magie. Der Zauber unserer Gefühlswelt,* Popular Academic Verlags-Gesellschaft, Saarbrücken 1998 (2. Auflage), Seite 55

8 http://www.twm.co.nz/DNAPhantom.htm

9 Gregg Bradon: *Im Einklang mit der göttlichen Matrix,* KOHA, Burgrain 2009 (6. Auflage), Seite 72/73

10 Glen Rein, PhD, Mike Atkinson, Rollin McCraty, MA: »The Physiological and Psychological Effects of Compassion and Anger«, *Journal of Advancement in Medicine,* Volume 8, Number 2, Summer 1995

11 Jeffrey D. Thompson, D.C., B.F.A.: »The secret life of your cells«, Center for Neuroacustic Research (2000), http://www.neuroacustic.org/articles/articlecells.htm

12 Gregg Bradon: *Im Einklang mit der göttlichen Matrix,* KOHA, Burgrain 2009 (6. Auflage), Seite 79

13 Lynn McTaggart: *Das Nullpunktfeld,* Goldmann, München 2007, Seite 94

14 Glen Rein et al.: »Effect of Conscious Intention on Human DNA«, *Proceeds of the International Forum on New Science,* Denver, Colorado 1996

15/16 Zahlen nach Ulrich Warnke: *Gehirn-Magie. Der Zauber unserer Gefühlswelt,* Popular Academic Verlags-Gesellschaft, Saarbrücken 1998 (2. Auflage), Seite 24 ff.

17 Dieter Broers: *(R)Evolution 2012. Warum die Menschheit vor einem Evolutionssprung steht,* Scorpio, München 2009, Seite 144

18 http://www.br-online.de/wissen/forschung/dns-DID
   1188595881/dna-dns-watson-ID661188595876.xml
19 nach Mathias Bröckers, Vortrag »LSD&DNS«,
   Braunschweig, 8. Juni 2009
20 Vgl. Dieter Broers: *(R)Evolution 2012. Warum*
   die Menschheit vor einem Evolutionssprung steht,
   Scorpio, München 2009, Seite 153
21 Dieter Broers: op. cit., Seite 155
22 ebenda
23 Dieter Broers: op. cit. Seite 164
24 Thomas von Aquin: *Summe der Theologie,* Band 1:
   »Gott und Schöpfung«, Kröner, Stuttgart 1985
   (3. Auflage), 11-3 und 4

Kapitel 4

1 Ken Wilber: *Integrale Psychologie,* Arbor,
  Freiburg 2001, Seite 79
2 Morpheus: *Matrix-Code,* Trinity, München 2003
  (10. Auflage), Seite 95
3 zitiert nach W. Bittscheidt und T. Schuhl:
  Königskinder, Schuhl, Siegburg 2008 (2. Auflage),
  Seite 84
4 zitiert aus der offiziellen deutschen Übersetzung der
  Declaration of Professional Responsibility der AMA,
  http://www.ama-assn.org/ama/pub/physician-
  resources/medical-ethics/declaration-professional-
  responsibility.shtml
5 Gemeint ist hier Psalm 91, Vers 11 und 12:
  »Denn er hat seinen Engeln befohlen,
  dass sie dich behüten auf all deinen Wegen,
  dass sie dich auf den Händen tragen
  und du deinen Fuß nicht an einen Stein stoßest.«

Kapitel 5

1 nach Marco Bischof: *Tachyonen, Orgonenergie, Skalarwellen – Feinstoffliche Felder zwischen Mythos und Wissenschaft,* AT-Verlag , Aarau, Schweiz, 2002, Seite 122–124

2 PEMF-Geräte, vorgestellt in Energiemedizin ... (siehe Anmerkung 3)

3 James L. Oschman: *Energiemedizin. Konzepte und ihre wissenschaftliche Basis,* Urban & Fischer, Elsevier, München, 2009 (2. Auflage), Seite 163

4 Edgar Kaucher in *»Energetische« Medizin – Gibt es nur physikalische Wirkprinzipien?,* Hg. Peter Heusser, Peter Lang AG, Europäischer Verlag der Wissenschaften, Bern 1998, Seite 43 f.

5/6 Beide Zitate nach Dr. Rolf Fröböse: »Quantenphysiker sind dem Jenseits auf der Spur«, veröffentlicht am 11. Juni 2008 im Rhein-Onliner http//www.freiehonnefer.de/quantenphysiker-sind-dem-jenseits-auf-der-spur.htm

7 Komplement. Integr. Med. 07/2007

8 http//www.thenewmedicineorg/timeline/spirituality_research

9 Vgl. Linus Geisler und Bernd Mölk-Tassel in *Die neuen Wege der Medizin,* GEO Wissen 30/2002

10 zitiert nach Klaus-Dieter Platsch: *Medizin und Spiritualität,* BoD, Norderstedt 2003

11 Martin Paetsch: »Im Namen der heilenden Kraft« in *Glaube und Religion,* GEO kompakt 16/2008

12 Goethe: Der gelehrte Narr

13 *dtv Brockhaus Lexikon in 20 Bänden,* dtv, München 1988

14 Richardson WS: »Evidence-based Medicine: What It

Is and What It Isn't« in: British Medical Journal.
312, 1996, Seite 71–72

Hinweis zu den angegebenen Webseiten

Webseiten kommen und gehen, und manchmal passiert es, dass eine Information, die noch eben unter einer bestimmten Adresse im Internet zu finden war, plötzlich nicht mehr oder zumindest nicht mehr dort zu finden ist. Autor und Verlag haben die angegebenen Hyperlinks vor Erscheinen dieses Buches sorgfältig geprüft, können aber nicht dafür garantieren, dass diese Informationen so lange verfügbar sind, wie dieses Buch auf dem Markt sein wird.

INTERVIEWS MIT SEMINARTEILNEHMERN

Wir fragen jeweils gegen Ende unserer Kurse, was die einzelnen Teilnehmer veranlasst hat, sich dem geistigen Heilen zuzuwenden. Aus den Antworten, die sich inzwischen angesammelt haben, will ich hier einige zitieren.

Dr. F. O., Arzt für Chirurgie:

Besonders von Ärzten wird angenommen, dass sie ihre Patienten mit allen physischen, psychischen, sozialen und familiären Aspekten auffangen. In der heutigen Zeit sind die Möglichkeiten der Schulmedizin aus Sicht der Patienten zwar nicht mehr durchgehend unumstritten … (aber dennoch:) Ein vom Arzt mit entsprechender Überzeugung verabreichtes Medikament führt meistens dazu, dass der Patient damit die Hoffnung auf Genesung verbindet.

Das kann soweit gehen, dass die bekannte Placebowirkung auftritt. Dem Kranken wird eine Tablette verabreicht, die nur Trägermaterial, aber keine wirksame Substanz erhält. Dennoch kommt es in 70 Prozent der Fälle zu erstaunlichen Besserungseffekten…

In unserer aufgedrehten, hyperschnellen Zeit geriet eine uralte Heilkunst in Vergessenheit. Es bleibt kaum Zeit, sich mit dem Wesen und der persönlichen Bedeutung der Krankheit für den jeweiligen Patienten zu beschäftigen. Nicht nur die Patienten, sondern auch die Ärzte bleiben dabei auf der Strecke. Burn-out, nicht kompensierter Stress, unterdrücktes Gefühlsleben, psychische Erkrankungen... bei Ärzten sind sie bekannt und nehmen stetig zu, teilweise in einem deutlich höheren Maß als in der übrigen Bevölkerung. So bleibt die eigene Kreativität auf der Strecke, persönliche Belange wie Partnerschaft und Freundschaften treten in den Hintergrund und nehmen bedenklich Schaden.

Für den Patienten gilt: Statt die Krankheit als »Gefängnis« zu erleben und sich ausschließlich mit ihr zu beschäftigen, können durch ein liebevolles »Handauflegen« der Begleiter Kräfte und Energien freigesetzt werden, die einen Weg aus dem »inneren Chaos« aufzeigen. Eine oder mehrere »Parallelstraßen« werden sichtbar. In diesen Dimensionen sieht sich der Betroffene vielleicht schon gesund oder erfährt die tiefere Bedeutung seiner scheinbar unheilbaren Krankheit, aus der Heilung geschehen kann.

Dr. K. K., Gynäkologe:

Im Erwerbsleben gibt es die eiserne Regel: »Geld gegen Arbeit.« Wer sich danach richtet, darf als gut bürgerlich, ehrbar und angesehen gelten. Eine zweite Methode versucht die Arbeit zu umgehen und dennoch den Gelderwerb zu sichern. Dieses Geld stammt aus dem Rotlicht-Milieu, vom Glücksspiel, von Poker- und Roulette-Tischen und ist in den Augen der Öffentlichkeit umgeben vom Nimbus des Anrüchigen, Erschlichenen, Unseriösen.

Mit den Heilmethoden verhält es sich ähnlich: Die Bevölkerung setzt die Schulmedizin mit Kompetenz und Zuverlässigkeit gleich. Das Geistheilen dagegen bringt man mit den Attributen des Rotlichtmilieus in Verbindung. Wer es nutzt, verschweigt es, weil man Naserümpfen und Spott fürchtet. Schließlich hat man sich – immer aus der Sicht der breiten Bevölkerung – eines Verfahrens bedient, das von Therapeuten praktiziert wird, denen der Zugang zum offiziellen Medizinbetrieb versperrt blieb.

So kommt das Geistheilen zu seinem Ruf, Ersatz und damit zweitrangig und minderwertig zu sein. Dieser Ruf ist fatal, denn er bringt die Menschen um die Chance, eine Methode zu nutzen, die den Patienten schneller, sicherer, dauerhaft ohne Nebenwirkungen und ohne erkennbaren Eingriff ins biologische System ans Ziel bringt.

Eine Methode, die diese Eigenschaften auf sich vereint, hat es verdient, zumindest gleichrangig neben die offiziellen Heilverfahren gestellt zu werden. Glaubhaft ist dies nur zu vermitteln, wenn die Ärzteschaft diese Aufwertung vornimmt. Denn nur ihr stehen sämtliche Heilverfahren zur Verfügung. Wenn eine Methode es geschafft hat, in den Kreis der anerkannten, ärztlich empfohlenen Verfahren aufzurücken, darf man erwarten, dass ihr im Laufe der Zeit auch von der Bevölkerung die Attribute verliehen werden, die ihr bislang versagt blieben: seriös, nützlich, gut.

A. B., Dr. theol.:

Jesus Christus, in dem selbst »die ganze Fülle Gottes wohnt« (Kolosser 2,9), der also vollkommener Repräsentant Gottes auf Erden war – »Blinde sehen und Lahme gehen, Aussätzige werden rein und Taube hören, Tote stehen auf, und Armen wird das Evangelium verkündet« (Mt. 11,5) – , hat seine Jünger und Jüngerinnen zum Heilen ermutigt und ermächtigt: »Heilt Kranke, weckt Tote auf, macht Aussätzige rein, treibt Dämonen aus« (Mt. 10, 8; vgl. Mt. 17, 14 ff.); »Und er sandte sie aus mit dem Auftrag, das Reich Gottes zu verkünden und zu heilen« (Lk. 9,2 vgl. 10,9); »Kranke,

denen sie die Hände auflegen, werden gesund werden«
(Mk. 6,12).

Auch der Apostel Paulus setzt selbstverständlich voraus,
dass bestimmten Menschen die Gabe der Krankenheilung
geschenkt ist und dass sie in den Gemeinden praktiziert
wird (1. Korinther 12, 9.28). Insofern ist nach dem biblischen Menschenbild jeder Mensch prinzipiell von seiner
geschöpflichen Disposition her (geistiger) Heiler oder Heilerin. Doch nicht jeder entwickelt diese Anlage. Es gibt ja
viele verschiedene Gaben, und unterschiedliche Menschen
werden unterschiedliche Gaben entwickeln.

Insofern, als der Mensch zum »lebendigen Abbild« Gottes geschaffen ist, hat er auch Teil an Gottes geistiger Heilenergie beziehungsweise ist so geschaffen, dass die göttliche
Heilkraft und Heilenergie (die Bibel spricht vom Heiligen
Geist) durch ihn fließen und wirken kann. So wie Gott
der »Heiler« ist, können auch Menschen, die sich Gott und
seiner heilenden Energie öffnen, zu geistigen Heilern und
Heilerinnen werden.

Dr. U. K., Ärztin für Mikrobiologie

Warum sollen Ärzte spirituell heilen?
Ärzte haben es sich zur Aufgabe gemacht, kranke Menschen zu heilen oder zumindest deren Leiden nach Kräften
zu mildern. Die Schulmedizin hat ihren Fokus dabei überwiegend auf den naturwissenschaftlichen Aspekt des Heilens gesetzt. Sie hat damit sehr viel erreicht, und das soll
auch seine Würdigung erfahren.

Auf der anderen Seite muss sie sich sagen lassen, dass
sich viele Patienten zu unpersönlich behandelt fühlen. Von
Gerätemedizin ist die Rede. Offensichtlich mangelt es an
der Qualität der rein zwischenmenschlichen Arzt-Patient-

Beziehung, sprich: an persönlicher Zuwendung. Diese persönliche Zuwendung, genau genommen: diese liebevolle persönliche Zuwendung scheint in vielen Fällen auch eine Rolle für eine vollständige Heilung zu spielen.

Spätestens seit den Erkenntnissen der Quantenphysik ist bekannt, dass alles mit allem in Verbindung steht. Die psychosomatische Medizin widmet sich schon folgerichtig den Beziehungen zwischen Körper und Seele.

Wenn man die Medizin aber wirklich »ganzheitlich« nennen will, muss sie neben dem Körper und der Seele auch die Spiritualität des Menschen einbeziehen, seine Beziehung zum Übernatürlichen, zu Gott. Denn letztlich ist hier die Quelle jener perfekten, liebevollen Zuwendung zu finden, die so viele Menschen vermissen und die ihnen zur vollständigen Heilung fehlt.

Spiritualität ist in unserer Gesellschaft überwiegend Privatsache geworden. In unserer materialistisch orientierten Welt wendet man sich Dingen zu, die mit randomisierten Doppelblindstudien belegbar und endlos wiederholbar sind. Das Unerwartete ist unerwünscht. Hat der Arzt eventuell Angst vor Kontrollverlust, vor dem Verlust der ihn schützenden Unnahbarkeit? Liegt dem nicht Angst vor Nähe, Angst vor Beziehung zugrunde? Und verhindert nicht genau diese Angst die so dringend notwendige vertrauensvolle Arzt-Patient-Beziehung? Da scheint auch der Arzt Hilfe zu brauchen.

Beim spirituellen Heilen geht es um Gott, nicht um den sogenannten Halbgott in Weiß. Da wird nicht nur der Patient, sondern auch der Arzt zur Demut aufgefordert. Da wird jeder auf den ihm zustehenden Platz verwiesen. Das erfordert ein Umdenken, was sicher nicht einfach ist. Aber entlastet es den Arzt nicht auch? Nimmt es nicht auch einen enormen Druck von seinen Schultern? Beim spirituellen Heilen braucht er sich auf einmal nicht mehr zu schützen, denn dabei ist er auch selber geschützt. In der Hinwendung zu Gott kommt die Wahrheit ans Licht. Denn hinter dem Heilungserfolg des naturwissenschaftlich arbeitenden Mediziners steht ja auch der eigentliche, der himmlische Heiler. Schließlich ist ein Arzt nur Anwender der Naturgesetze, nicht ihr Urheber.

Und wenn durch das spirituelle Heilen Arzt und Patient gemeinsam ihrem Schöpfer näher kommen, dann besteht (bei aller Anerkennung der ärztlichen Kompetenz) die Chance auf ein echtes, persönliches Vertrauensverhältnis. Dann wird nicht nur der Patient spirituell geheilt, sondern auch der Arzt ist seiner Berufung deutlich besser gerecht geworden und kann mit einer ganz anderen Genugtuung auf seine – gottgewollte – Tätigkeit blicken. Dann wird ihm selbst Geborgenheit und Frieden geschenkt. Und das ist ein richtig guter Grund, warum Ärzte spirituell heilen sollten.

Dr. W. J., Internist:
Das Studium zum Humanmediziner und die Weiterbildung zum Facharzt bieten kaum Freiräume für erfahrungsmedizinische, naturheilkundliche oder spirituelle (geistige) Maßnahmen. Im Vordergrund steht die reine Wissenschaftslehre, auf deren Basis die Diagnostik und Therapie für die Hilfe suchenden Menschen Anwendung findet. Der zunehmende Einsatz von Hochtechnologie und immer weniger Zeit für den Einzelnen haben dazu geführt, dass die emotional-geistige Verbindung zum Patienten verloren geht. Die Kosten für Diagnostik und Therapie steigen enorm, doch die Zahl der tatsächlichen Heilungen bleibt nahezu unver-

ändert. Woran liegt das? Leben nicht viele Menschen in dem Glauben, dass alles machbar ist?

Wir Menschen sind hochkomplexe, nichtlineare, beseelte Wesen. Fachleute aus verschiedenen Wissenschaftsbereichen sind sich darüber einig, dass wir von einem unterschiedlich zusammengesetzten Feld erfüllt und umgeben sind. Die moderne Quantenmedizin lehrt uns die Wechselbeziehung zwischen Materie und Wellenstruktur. Materie löst sich auf. Form, Struktur und Gestalt werden von unserem Bewusstsein beeinflusst, wenn nicht sogar geformt. Mit unseren Gedanken senden wir Wellen aus und können andere Wesen, Pflanzen oder Materie auf diese Weise beeinflussen.

Warum also nicht das geistige Heilen zum Bestandteil einer auf den Menschen bezogenen Behandlung machen? Der Verlust der geistig-emotionalen Verbindung hat dazu geführt, dass die Patienten kaum noch liebevoll berührt werden. Das geistige Heilen kann zwei grundlegende Dinge vermitteln: die reine Berührung, die so viele Menschen heute vermissen, und das Einbringen einer allumfassenden, göttlichen Heilkraft in den Patienten. Eine Vielzahl von beschriebenen positiven Krankheitsverläufen bis hin zu Heilungen sprechen für sich. Für die Innere Medizin, in der es so viele komplexe chronische Erkrankungen zu behandeln gilt, wäre der Einsatz des geistigen Heilens eine immense Bereicherung. Würde diese Methode in die medizinische Ausbildung aufgenommen, hätten viele heranwachsende Ärzte die Chance zu erkennen, dass es hinter dem Vorhang der bildgebenden Wissenschaftsmedizin weitere Vorhänge mit Bildern einer noch viel umfassenderen Behandlung gibt.

Letztendlich haben die Angehörigen aller Heilberufe das gleiche Ziel: die Selbstheilungskräfte jedes einzelnen Patien-

ten zu aktivieren oder zu unterstützen. Wir alle, ob Schulmediziner, Heilpraktiker, Geistheiler oder Therapeuten sind
lediglich »Werkzeuge« und Überbringer verschiedener the-
rapeutischer Maßnahmen. Die Heilung kommt nur aus
dem betreffenden Menschen selbst.

FRAGEN AN DEN AUTOR

Herr Dr. Bittscheidt, was verstehen Sie eigentlich unter dem
»Geist des Heilens«?

Die Sprache, die jedes Lebewesen im Universum versteht,
ist unser Geist, sind unsere Gedanken, von denen schon seit
Urzeiten bekannt ist, dass sie sich zur Wirklichkeit verdichten können. Wir können also mit unseren Gedanken, mit
unserem Geist Realitäten schaffen. In unserer »Gedanken-
küche« können wir unsere Wirklichkeit beeinflussen, unser
Bewusstsein hat Schöpferqualitäten – natürlich auch in Bezug auf Gesundheit und Krankheit. Um diese Tendenz unserer Gedanken zu verstärken, müssen wir sie mit positiven
Gefühlen unterlegen, mit Hoffnung, Vertrauen, Dankbarkeit und im besten Fall mit Liebe. Denn Liebe nennt der
Physiker Robert Jahn »die neue Währung im Universum«,
und nach seiner Ansicht können wir uns selbst heilen, wenn
wir uns selbst lieben, und wir können die Welt heilen, wenn
wir die Welt lieben. Diese liebende Einstellung, diese Bereitschaft, sich liebend zuzuwenden – das verstehe ich unter
dem Geist des Heilens.

Das klingt einfach, plausibel und verlockend. Man möchte gleich auf diesen Zug aufspringen und Ihnen auf der Reise in das innere Land folgen, in dem dieser »Geist«, diese Gesinnung zu Hause ist. Aber gibt es dafür auch wissenschaftliche Belege? Oder sind es nur wohlklingende, idealistisch überhöhte Worte?

Für die verwandelnde Kraft der Liebe gibt es reichlich Beweise im Bereich des menschlichen Schicksals und in der Gemeinschaft der Menschen. Wäre das Phänomen der Liebe nicht, wäre unsere Welt längst zu einem Planeten der Einsamkeit, der Angst und der Trostlosigkeit verkommen. Vielleicht wäre der Homo sapiens auch gar nicht mehr existent. Nun, das wird Ihnen nicht wissenschaftlich genug sein. Wechseln wir also die Spur und befragen die neueste Physik – und da sehen wir: Wenn sich ein meditationserfahrener Mensch einer Zellkultur aus DNS-Molekülen aufmerksam und liebevoll zuwendet, dann verändern diese Moleküle ihre Form. Das ist ein Effekt, den wir mit vollkommen emotionsneutraler Einstellung weit weniger stark auszulösen vermögen. Diese DNS-Moleküle aber bestimmen Form und Funktion unserer Zellen und beeinflussen das Verhalten von Photonen, von Lichtquanten also, aus denen unsere Welt aufgebaut ist. Dafür gibt es Beweise, die in den physikalischen Labors führender Forschungsstätten erarbeitet wurden. Sehen Sie, so gesichert ist das menschliche Wissen um den »Geist des Heilens«.

Ein bisschen Physik auf Höchststandard. Ist das alles, was man zum Heilen aus der Kraft des Bewusstseins benötigt?

Sie hatten mich nach der wissenschaftlichen Beweisbarkeit gefragt. Wenn dieser Teil Ihrer Frage damit fürs Erste beantwortet ist, natürlich nur fürs Erste, möchte ich auf den nucleus in nuce, den Kern in der Nuss, zu sprechen kommen. Die modernste Physik scheint mit dem Begriff Liebe durchaus etwas anfangen zu können. Aber unser Bewusstsein vermag da eigentlich noch viel mehr, denn Liebe ist ganz entschieden ein Phänomen des Bewusstseins, der Persönlichkeit, des Geistes, wir können auch sagen des Herzens. Die Erforschung der menschlichen Energiefelder – eine Wissenschaft, die zwar noch in der Pubertät steckt, aber von hoher Brisanz ist – hat zu der Vermutung geführt, dass im Herzen ein noch höheres energetisches Steuerungszentrum sitzt als im Gehirn. Nun kommt die Liebe aber nicht ausschließlich vom Herzen, auch wenn das eine alte Volksweisheit sagt, sondern wirkt als Zauber eigener und einmaliger Art. Sie ist wahrhaft göttlichen Ursprungs. Und es ist die Liebe aus göttlichem Ursprung, die uns in unseren besten Stunden zur Verfügung steht. Dafür und nur dafür leben wir überhaupt. Spüren Sie, wie unendlich viel und doch so einfach wenig wir zum Heilen benötigen?

Damit zeigen Sie uns ein unendliches Meer an geistigen und geradezu göttlichen Bezugsebenen. Wie finden wir Zugang dazu?

Den Zugang finden wir durch ein Zauberwort. Es heißt Geistigkeit, Innerlichkeit, ist Qualität ohne jede auch nur irgendwie messbare Quantität. Übersetzt wird Geistigkeit mit dem heute so oft gebrauchten Begriff »Spiritualität«, der in unserer heutigen, eigentlich reduktionistischen, oberflächlich materiebetonten Kultur eine fast geheimnisvolle Attraktivität hat. Es ist, als bringe sich das Göttliche auf den Flügeln dieses Begriffs wieder in das Bewusstsein der Menschen.

Sehen Sie, an mehr als 60 Prozent aller medizinischen Hochschulen in den USA ist der Besuch einer spirituellen Lehrveranstaltung bis zum ärztlichen Abschlussexamen vorgesehen. Dort werden die angehenden Ärzte im richtigen Umgang mit der Urkraft ihrer Patienten unterwiesen. Immerhin betet jeder fünfte Arzt in den USA hier und da mit seinen Patienten. Es ist, als hätte man die Bedeutung der Geistigkeit für die Angehörigen der heilenden Berufe oder besser gesagt für die Patienten neu entdeckt – und das heißt für viele ja auch die Bedeutung des Göttlichen. Und jetzt stellen Sie sich vor, Ärzte würden wieder zu Heilern … Das wäre dann so, als hätte die Liebe sich entschlossen, die Menschen, krank oder gesund, wieder in ihre so lang verschmähten Arme zu nehmen. Glauben Sie, das sei Zukunftsmusik? Nein, das ist leuchtende, unaufhaltsam heraufziehende Wirklichkeit. Das ist die Rückkehr der Ganzheit, von der Sie auf den Seiten dieses Buches gelesen haben.

Das können wir akzeptieren. Mit dem Begriff der zurückkehrenden Ganzheit können wir inzwischen etwas anfangen. Vielleicht hatten wir von dem, was wir zum »geistigen Heilen« brauchen, bisher nur eine absolut vage Vorstellung. Sie sprechen von Liebe und Geistigkeit, von Zuwendung, Verständnis und guten Emotionen. Können

Sie uns zur Verdeutlichung auch noch sagen, was wir zum Heilen nicht brauchen?

Ja, kann ich. Was wir nicht brauchen, ist die akademische Überheblichkeit vieler westlicher Schulmediziner. Verzichten können wir auch auf jene arrogante Kulturlosigkeit, die sich aus geistiger Bequemlichkeit weiterhin nur in den eingefahrenen Gleisen jahrhundertealter Wissenstraditionen bewegt. Und auf Seiten der Heiler brauchen wir keine Geheimniskrämerei, keine persönliche Imagepflege, keine Einseitigkeit, kein falsches Gerede über Ganzheitlichkeit in der Heilkunst ohne gründliche Ahnung von den Errungenschaften der westlichen Medizin. Und ganz gewiss brauchen wir keine falsch verstandene Esoterik, die mit oberflächlichen Techniken arbeitet. Was wir brauchen, ist das rechte Augenmaß und die Bereitschaft zum Miteinander von Therapeuten und Therapien aller Art einzig zum Wohl der Kranken – und übrigens auch der Gesunden.

Das sind deutliche Worte. Wenn man Ihnen zuhört, scheint geistiges Heilen, eine Therapiemethode aus der Kraft des Bewusstseins, einleuchtend und einem völlig natürlichen Konzept folgend. Ist das Ihre Botschaft?

Diese Frage kann ich gar nicht eindeutig genug mit Ja beantworten. Folgt Liebe einem natürlichen Konzept? Zuwendung? Mitgefühl? Können wir die Erkenntnisse unserer Physiker, unserer Bewusstseinsforscher oder unserer Energiemediziner einfach beiseite schieben? Nun gut, diskutieren kann man vieles, aber es gibt immer Argumente, die auch dadurch, dass man sie endlos wiederholt, nicht richtiger werden. Auch über das Vertrauen auf Gottes Hilfe in der Krankheit kann man natürlich endlos diskutieren. Wenn nun aber ein Patient sagt, dass er ans Beten glaubt oder dass er eine transzendentale Erfahrung hatte, als ihm die Heilerin die Hände auflegte, was will man dann noch diskutieren? »Tut mir leid«, sagt der Patient, »ich habe diese Erfahrung gemacht. Das ist meine Wahrheit, da können Sie sagen, was Sie wollen.« So ist das mit dem Heilen. Es ist für jeden eine persönliche Erfahrung.

Wenn sich nun ein Hilfesuchender dem geistigen Heilen zuwenden will – wie findet er dann den richtigen Ansprechpartner, will sagen, den richtigen Arzt oder Therapeuten, den richtigen Heiler?

Zunächst einmal dadurch, dass er oder sie sich nicht an irgendwelchen Prädikaten oder Zeugnissen orientiert. Ein ärztliches oder sonstiges medizinisches Examen kann man mit gutem Prädikat machen, während ein Prädikat oder eine Graduierung bei einem Heiler möglicherweise eher fragwürdig ist. Ein Arzt oder ein Heilpraktiker, dem seine Patienten vertrauen, wird nach entsprechender Bewährung auch als Heiler oder Heilerin akzeptiert werden. Vor Heilern mit ausgeprägter Ich-Bezogenheit oder solchen, die Versprechen über den zu erwartenden Erfolg ihrer Behandlung machen, sollte man gleich Abstand nehmen, denn diese Heiler setzen eindeutig falsche Schwerpunkte. Auf eine gute Mund-zu-Mund-Propaganda kann man sich jedoch in aller Regel verlassen. Auch wenn man sich die Flut der Internetanzeigen anschaut, entwickelt man leicht ein Gefühl für Seriosität oder deren Gegenteil.

Jetzt geben Sie uns bitte noch eine Erläuterung des von Ih-
nen schon im Untertitel gebrauchten Begriffes »Rückkehr
der Ganzheit«.

Fragen Sie Ihren Arzt, was einen Patienten ausmacht. Er
wird antworten: »Körper, Seele und Geist« – etwa so. Aber
was behandelt er? In den meisten Fällen die körperlichen
Symptome. Wir trennen mit der größten Selbstverständlichkeit all das vom Menschen ab, was jenseits des Materiellen
liegt, seinen Geist, seine Seele und auch das, was wir unter
dem Göttlichen verstehen. Und damit stoßen unser Gesundheitssystem und die konservative Medizin immer deutlicher
an ihre Grenzen. Deshalb brauchen wir wieder eine integrale Medizin, die den Menschen in seiner Ganzheit sieht und
behandelt.

Was bedeutet »Rückkehr der Ganzheit« für die Menschen
in unserer Zeit im Allgemeinen und für den Umgang mit
der Krankheit im Besonderen?

Wir alle müssen uns auf den Weg machen von unserem eher
oberflächlich orientierten Ich zu unserem wirklichen, tief
persönlichkeitseigenen Selbst. Wir sollten uns nicht gegen
die menschliche Entwicklung stellen, und deshalb sollten
wir Werte wie Verständnis, Innerlichkeit, Zufriedenheit
und Mitgefühl wieder höher einstufen als Bedürfnisbefrie-
digung, Gewinnstreben und das Diktat der ohnehin leeren
Sozialkassen. Im medizinischen Alltag, der heute von einer
Fülle von Anwendung bestimmt wird, muss endlich wieder
Platz geschaffen werden für ein ebenso starkes Prinzip:
Zuwendung.

DANK

Es gibt einige Menschen, ohne die ich dieses Buch nicht hätte schreiben können. Der Grund dafür ist leicht zu verstehen: Ohne ihre Bemühungen hätte ich die Zeit, in der ich dieses Buch geschrieben habe, gar nicht erlebt ... weil mich eine Krankheit traf, die ich ohne diese Personen nicht überlebt hätte. Im vierten Kapitel habe ich davon erzählt.

Und so danke ich zunächst und vor allen und mit sicher mehr als lebenslanger Gültigkeit Teresa Schuhl, meiner Heilerin. Sie stand mir während der schwierigen Zeit der Krankheit helfend und im ganz konkreten Sinne mehrfach lebensrettend zur Seite, nachdem wir vorher schon über Jahre hinweg unsere große energetische Praxis und die »Ärzteakademie für geistiges Heilen« gemeinsam aufgebaut und betrieben hatten. Sie hat durch ihre hohe menschliche Zuwendung und ihren selbstlosen Einsatz wie kein anderer dafür gesorgt, dass ich wieder völlig gesund wurde und dass unser gemeinsames Werk diese Zeit überdauert hat.

Weiterhin danke ich allen Ärzten und Ärztinnen, Schwestern und Pflegern, die mich damals behandelt und betreut haben. Ich zähle sie nicht einzeln auf, um die Geduld meiner Leser nicht zu überfordern. Natürlich sind unter ihnen einige, denen ich unmittelbar mein physisches Überleben verdanke, wie zum Beispiel Andreas und Tilmann und mir namentlich nicht bekannte Kollegen aus der Anästhesie (in deren Anwesenheit ich verständlicherweise meist geschlafen habe). Und dann möchte ich noch Hans sen. und Hans jun. erwähnen, der erste mein Bruder, der zweite mein Patensohn.

Was nun die Entstehung dieses Buches anbelangt, so gibt es wieder eine kleine Gruppe von Personen, die mir auf verschiedene Weise geholfen haben und denen ich mich zu Dank verpflichtet fühle.

Teresa – um die bunte Reihe wieder mit ihr zu beginnen – hat mich in spirituellen Fragen beraten. Dieser Bereich ist durchaus nicht neu für mich, aber durch Teresa gewinnt er eine andere Dimension.

Juliane Molitor hat mein Verständnis für die philosophischen Grundlagen alter Kulturen ins Dasein gerufen und mich so über das Lektorat des Buches hinaus bereichert. Übrigens ist sie diejenige, bei der als Geisteswissenschaftlerin ich entschieden mehr Verständnis für die Medizin des Hippokrates gefunden habe, als je zuvor bei einem Arzt oder Medizinhistoriker. Hätte ich in meinem Umfeld eine Planstelle für die geistig-kulturellen Hintergründe medizingeschichtlicher Entwicklungen zu vergeben – ein leider rein fiktiver Gedanke –, würde ich sie ohne öffentliche Ausschreibung mit Juliane besetzen.

Mein alter Schulfreund Medard Kehl, Theologe und Autor großer theologischer Werke, hat mich mit seinen Erklärungen zur biblischen Schöpfungsgeschichte *(Und Gott sah, dass es gut war. Eine Theologie der Schöpfung)* und durch häufige Beratung in theologischen Fragen erheblich unterstützt, und so gebührt auch ihm mein Dank.

Und dann gibt es jemanden, der von nichts soviel weiß wie von allem, was Bücher betrifft. Seit Jahrzehnten ist er einer der führenden Verleger im deutschsprachigen Raum: Christian Strasser. Er hat mir spontan zugesichert, mein Buch zu verlegen, als ich ihm von meiner Idee erzählte: eine Darstellung des heilenden Bewusstseins und seiner Bedeutung für den bevorstehenden medizinischen und kulturellen Paradigmenwechsel. Etwas über einen Bewusstseinswandel in der Medizin, sagte er, sei genau das, was er noch suche. Christian Strasser verlegt vor allem Bücher, die sich mit dem beschäftigen, was von der (wachen) wissenschaftlichen Welt für die nächsten Jahre und die kommende Zeitenwende vorausgesagt wird. Dafür hat Christian meinen Respekt und meinen Dank, zumal es bei diesen Neuerungen auch um zentrale Themen der westlichen Medizin geht.

Und schließlich danke ich dem Physiker Ulrich Warnke, der mit seinem Buch *Gehirnmagie – Der Zauber unserer Gefühlswelt* auch mich verzaubert hat. Mit diesem Buch über Quanten, geistbewegende Energien, Bewusstsein und Geist sowie die mentale Beeinflussung des Energiegeschehens erschloss er mir schon vor 13 Jahren eine Sichtweise der uns umgebenden Wirklichkeiten, die mir bis dahin verschlossen war.

ZITATENNACHWEIS